Ganzheitlich gesund

Ellen Asjes
HEILENDE ÖLE UND ESSENZEN

W0067076

Ellen Asjes

HEILENDE ÖLE UND ESSENZEN

*Aromatherapie
leicht gemacht*

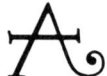

AURUM VERLAG · BRAUNSCHWEIG

Das niederländische Original erschien unter dem Titel
WERKBOEK ESSENTIELE OLIEN
im Verlag Ankh-Hermes bv, Deventer.

Ins Deutsche übersetzt von Aljoscha A. Schwarz
und Ronald P. Schweppe

Titelfoto: Charlotte Ilse Kik, Hannover

Die Deutsche Bibliothek – CIP-Einheitsaufnahme
Asjes, Ellen:
Heilende Öle und Essenzen : Aromatherapie leicht gemacht /
Ellen Asjes. [Aus dem Niederländ. von Aljoscha A. Schwarz
und Ronald P. Schweppe]. – 3. Aufl. –
Braunschweig : Aurum-Verl., 1993
(Ganzheitlich gesund)
Einheitssacht.: Werkboek essentiele olien <dt.>
ISBN 3-591-08314-3

1. Auflage 1991
2. Auflage 1992
3. Auflage 1993
ISBN 3-591-08314-3
© 1989 Uitgeverij Ankh-Hermes bv, Deventer
© der erweiterten deutschen Ausgabe Aurum Verlag GmbH,
Braunschweig
Gesamtherstellung: Chemnitzer Verlag und Druck GmbH,
Werk Zwickau

Inhalt

Vorwort

◆

Seit 1985 mein erstes Buch über Aromatherapie erschienen ist, erreichen mich täglich Briefe und Telefonanrufe von Menschen, die Fragen zu diesem Thema haben. Dieses Buch möchte möglichst viele dieser Fragen beantworten. Es ist ein ausgesprochenes Arbeitsbuch, ein Leitfaden zur Aromatherapie aus der Praxis für die Praxis. Natürlich kann ein solches Buch nicht vollständig sein. Ich verweise daher auf die weiterführende Literatur. Die hier gegebenen Rezepte und Vorschläge zur Anwendung der Aromatherapie bei Krankheiten und anderen Problemen sind in der Praxis vielfach erprobt. Die erwähnten Öle haben sich als besonders wirkungsvoll erwiesen. Natürlich ist es auch möglich, dieselben Probleme mit anderen Mitteln zu lösen.

Ich bin weiterhin gespannt auf Erfahrungen und Vorschläge von Lesern und freue mich über jede neue Anregung. Bitte schreiben Sie mir:

Ellen Asjes
Oudegracht 121
NL-1811 CC Alkmaar

An dieser Stelle möchte ich allen Menschen danken, die dabei geholfen haben, daß dieses Buch zustande kam.

Der deutschen Ausgabe liegt die überarbeitete zweite Auflage des niederländischen Originals zugrunde. Ihr wurden die Kapitel *Die Schwangerschaft* und *Kinesiologie in der Arbeit mit essentiellen Ölen* hinzugefügt.

Vergessen Sie niemals, daß ernsthafte Probleme und akute Erkrankungen nicht mit essentiellen Ölen allein behandelt werden können. Die Öle sind oft lediglich eine wirksame Unterstützung einer anderen Behandlung.

Behandeln Sie daher ernsthafte Beschwerden niemals selbst, sondern nehmen Sie die Hilfe eines Arztes in Anspruch.

AROMATHERAPIE

Die Aromatherapie ist der Bestandteil der Phytotherapie, bei dem es um die Arbeit mit aromatischen Pflanzenauszügen, essentiellen Ölen, geht. Diese Öle wirken in gewisser Weise als pflanzliche Hormone, und die Pflanzen, aus denen sie gewonnen werden, riechen besonders stark, weil sie ätherische Öle enthalten. Durch Pressen, Einweichen oder Wasserdampfdestillation können die ätherischen Öle der Pflanze entzogen werden. Das Endprodukt enthält nicht nur die ätherischen Bestandteile der Pflanze, sondern auch alle ihre wirksamen, heilkräftigen Eigenschaften. Es ist sozusagen das Wesen und das wahre Sein der Pflanze – ihre Essenz. Daher auch die Bezeichnung essentielle Öle. Es handelt sich jedoch nicht um Öle im eigentlichen Sinne, sondern um Kohlenwasserstoff-Verbindungen. Sie sind flüchtig, also ätherisch, regen die Basenbildung im Organismus an, sind brennbar, aktivieren die Sauerstoff-Aufnahme, beschleunigen die Zellteilung und sind alle mehr oder weniger antiseptisch, also bakterientötend.

Die Öle sind oft farblos, aber manchmal auch von beeindruckender Farbenpracht. Patschuli beispielsweise ist dunkelorange, einige Thymianöle sind dunkelrot und Lemongrass (Zitronengras) hat einen warmen Gelbton. Es gibt eine Unzahl von Anwendungsmöglichkeiten. Man kann die Essenzen einnehmen, sie als Badezusatz oder in Packungen verwenden oder den Raum mit ihnen aromatisieren. Teilweise sind sie wasserlöslich, aber auf jeden Fall kann man sie in Pflanzenölen, Alkohol, Honig, Wein und anderen Flüssigkeiten auflösen. Die Qualität ätherischer

Öle wird, ähnlich der des Weines, stark von der Ernte der Pflanzen bestimmt, die wiederum vom Wetter beziehungsweise vom Klima abhängig ist; auch die Aufbereitung, der Zeitpunkt des Pflückens und andere Aspekte sind von großer Bedeutung. Die Preise der Öle sind sehr unterschiedlich, da sie von vielen Faktoren beeinflußt werden. Im allgemeinen sind die Öle aber eher teuer, weil enorme Mengen Pflanzen benötigt werden, um nur einige Tropfen Öl zu erhalten. So ergeben beispielsweise 100 Kilo Römische Kamille lediglich 40 bis 50 Gramm essentielles Öl; 100 Kilo Geranien 100 bis 130 Gramm Öl und 100 Kilo Thymian zwischen 80 und 200 Gramm Essenz. Bei 100 Kilo Lavendel und Eukalyptus kann die Ernte immerhin bis zu einem Kilo essentielles Öl ergeben. Andererseits werden manchmal lediglich einige Tropfen der Essenz benötigt, um ein gutes Resultat zu erzielen. Die Essenzen wirken nämlich sehr stark und unmittelbar.

Die Nachfrage nach essentiellen Ölen ist in den letzten Jahren enorm gestiegen. Diese gesteigerte Nachfrage hat auch den Preis in die Höhe getrieben. Leider haben gerissene Händler eine Lösung für dieses Problem gefunden. Die chemische Industrie ist nämlich in der Lage, essentielle Öle teilweise zu imitieren. Diese Stoffe sind um einiges kostengünstiger. Vor einigen Jahren noch war der Preis essentieller Öle ein guter Maßstab für deren Qualität, aber diese Zeiten sind längst vorbei.

Da die synthetischen Öle nicht dieselben Eigenschaften haben wie das natürliche Produkt, kann ihr Gebrauch oft sinnlos und manchmal sogar äußerst gefährlich sein. Die künstlichen und die natürlichen Öle gleichen sich lediglich im Geruch, im übrigen aber überhaupt nicht. Anstatt eine Infektion zu lindern, kann ein synthetisches Produkt sie geradezu verursachen oder verschlimmern. Dabei will ich noch gar nicht von den Allergien, den Haut- und Schleimhautirritationen, sprechen, die synthetische Öle verursachen können. Kaufen Sie Ihre Öle bei einem vollkommen zuverlässigen Händler; einen solchen zu finden ist oft schon schwierig genug. Achten Sie auf die Firma, aber auch darauf, daß Ihr Händler wirkliches Interesse an seinen essentiellen Ölen hat und daß er sie auch selbst gebraucht. Vermutlich ist das der zuverlässigste Maßstab. Es gibt nämlich auch zahlreiche Läden, die essentielle Öle nur deshalb anbieten, weil die Nachfrage so groß ist. Diese Entwicklung ist nicht gerade erfreulich, denn Möglichkeiten des Mißbrauchs gibt es viele. Es gibt aber auch Methoden, um relativ günstig an essentielle Öle zu kommen. Sehr einfach ist das Vermischen gleicher natürlicher Öle. Dabei mischt man beispielsweise ein teures Produkt aus Frankreich mit einem billigeren Öl aus Marokko. Diese Mischungen eignen sich weniger gut zum Gebrauch, sie sind nur billiger als die ungemischten Sorten. Das reine, ungemischte Öl ist immer dem gemischten vorzuziehen, genau wie beim Wein. Der auf dem Weingut abgefüllte Wein schmeckt meist viel besser und reiner als der vermischte Tafelwein. Eine andere Möglichkeit besteht darin, das reine essentielle Öl mit einer anderen, billigen Ölsorte zu vermischen, also etwa das teure Rosenöl mit dem relativ billigen Lavendelöl. Manchmal wird das ätherische Öl allerdings auch mit Ölen gemischt, die durch den Gebrauch eines Lösungsmittels entstehen. Das sind dann meist billige Öle, die sehr heftig reagieren, weil noch Spuren des Lösungsmittels darin enthalten sind. Diese Öle können gefährlich sein. Schließlich gibt es auch noch die Möglichkeit, echte essentielle Öle mit synthetischen Ölen zu vermischen. In diesem Fall hängt es vom Labor ab, wieviel natürliches Öl im Endprodukt noch vorhanden ist. Leider werden synthetische Öle oft auch als natürliche verkauft. Es ist sehr schwierig, den Unterschied zwischen den verschiedenen Qualitäten zu erkennen. Zwar gibt es Geräte, mit deren Hilfe man die Öle analysieren kann, jedoch stehen solche Hilfsmittel nur sehr wenigen Menschen zur Verfügung. Eine andere Möglichkeit besteht darin, den eigenen Geruchssinn soweit zu entwikkeln und zu trainieren, bis man riechen kann, wie gut ein Öl ist. Das können die meisten Menschen lernen, allerdings dauert es ein paar Jahrzehnte, bis man sich wirklich darauf verlassen kann. Achten Sie also gut darauf, wo Sie Ihre essentiellen Öle einkaufen. Die Adressen einiger zuverlässiger Lieferanten finden Sie auf Seite 186.

In diesem Buch gehe ich davon aus, daß Sie immer nur ein bestimmtes Öl zur selben Zeit einsetzen oder sich an die im Text erwähnten Mischungen halten. Werden essentielle Öle gemischt, so können sie sich gegenseitig in ihrer Wirkung verstärken oder schwächen. Eins plus eins ist deshalb also nicht immer gleich zwei, sondern kann in diesem Fall auch schon einmal drei oder vier ergeben. Das Mischen essentieller Öle ist ein spezielles Fachgebiet, das jahrelanges Training erfordert. Unsachgemäßes Mischen kann zu gefährlichen Produkten führen. In diesem Bereich der Aromatherapie höre ich oft von negativen Erfahrungen. Das Mischen der Substanzen ist für den beginnenden Aromatherapeuten nicht immer empfehlenswert. Meistens ist es jedoch auch gar nicht nötig, die Öle zu mischen. Gebrauchen Sie ein bestimmtes Öl solange, bis es seine Wirkung getan hat, und gehen Sie dann zum nächsten über.

Seien Sie vorsichtig! Wenn Sie mit dem Gebrauch der essentiellen Öle noch keine Erfahrung haben, dann kaufen Sie die Produkte nur aus zuverlässiger Quelle, vermischen Sie sie nicht, beachten Sie die Beschreibungen und bleiben Sie ohne Hilfe eines Therapeuten nie länger als drei Wochen bei ein und demselben Öl. Vermeiden Sie den direkten Hautkontakt und gebrauchen Sie vor allem Ihren gesunden Menschenverstand. Sollten Sie Zweifel haben, so vertrauen Sie auf Ihre Intuition oder fragen Sie einen Fachmann.

DIE ANWENDUNG DER ESSENTIELLEN ÖLE

Essentielle Öle können auf die unterschiedlichste Weise angewendet werden. Dabei kommt es stets auf die jeweiligen Bedürfnisse an; jeder verfolgt bei der Verwendung essentieller Öle andere Ziele.

Viele Menschen setzen die Öle vorwiegend zum Verdunsten ein, da dies die Atmosphäre des Raumes harmonisiert, oder weil es einfach gut riecht. In diesem Fall ist die Qualität der Öle nicht so bedeutsam.

Viele Schönheitsspezialisten verwenden essentielle Öle in der Hautpflege. Hier ist die Qualität der Öle bereits von größerer Bedeutung. Denn alles, was auf die Haut aufgetragen wird, gelangt ins Blut; somit kann ein schlechtes Öl hier durchaus schädlich sein.

Auch in der Naturheilkunde werden essentielle Öle oft eingesetzt. Sie können beispielsweise eingenommen oder als Massagezusätze verwendet werden, oder sie werden verdunstet, um Atemübungen zu unterstützen und wirksamer zu machen. Ihre Qualität ist in diesem Fall besonders wichtig.

Immer häufiger finden essentielle Öle auch in der ganzheitlichen Medizin Verwendung. Untersuchungen über ihre Wirksamkeit werden ständig vorangetrieben, und die Ergebnisse sind verblüffend, was viele Mediziner überzeugt. In einigen Fällen werden die Öle injiziert, meist aber verdunstet, eingenommen oder auf die Haut aufgetragen.

Auch zur Pflege und Behandlung von Tieren werden die essentiellen Öle zunehmend eingesetzt, wobei es manchmal zu beeindruckenden Ergebnissen kommen kann.

Die essentiellen Öle beeinflussen uns auf unterschiedlichste Art und Weise, und wir nehmen diese Öle auf vielfältige Weise in unseren Organismus auf:

Über die Aura (unser Energiefeld). Manchmal genügt ein Tropfen essentiellen Öles, um die Aura sichtbar zu verändern.

Über die Atmung. Über die Lungen und Lungenbläschen gelangen die essentiellen Öle ins Blut.

Über die Haut. Über die Haut gelangen die essentiellen Öle in die Blutbahn. Auch beeinflussen sie über die Haut unsere Gefühlsnerven, indem sie beispielsweise Kraft geben oder beruhigen.

Über die Nase. Die Geruchsnerven haben eine direkte Verbindung zum Gehirn (im Gegensatz zu anderen Sinnesnerven, die nur über eine »Zwischenstation« mit dem Gehirn in Kontakt stehen). Die essentiellen Öle erreichen also über die Geruchsnerven unmittelbar das Gehirn.

Über den Verdauungstrakt. Werden die essentiellen Öle eingenommen, so beeinflussen sie die Schleimhäute von Magen und Darm. Über die Geschmackspapillen aktivieren sie die Bildung von Verdauungssäften, mittels derer sie aufgenommen werden, um schließlich in die Blutbahn zu gelangen.

Über die Akupunkturpunkte und Meridiane. Durch das Auftragen essentieller Öle auf bestimmte Akupunkturpunkte, kommt es zu einer Beeinflussung unseres Energiefeldes. Dies kann noch durch die Verwendung von Magnetpflastern oder Akupunkturnadeln verstärkt werden.

Über die Augen. Auch über die Sehnerven wirken die essentiellen Öle durch ihre verschiedenen Farben auf uns ein. Gerüche und Farben beeinflussen sich außerdem wechselseitig in ihrer Wirkung.

Über die Ohren. Hierzu kombiniert man die essentiellen Öle mit Klangschalen aus Tibet. Der Klang der Vibrationen verändert die Wirkung der essentiellen Öle, die wiederum den Klang der Schalen beeinflussen.

14

EINE KLEINE ÖKOLOGIE DES MENSCHEN

Bevor wir uns nun mit Heilmethoden, Krankheit und Gesundheit beschäftigen, ist es meiner Meinung nach notwendig, zunächst einmal über die Bedeutung von Gesundheit und Krankheit nachzudenken.

Die Dummen sehen in der Krankheit einen Feind,
die Vernünftigen sehen in ihr eine Last –
Weise erkennen in der Krankheit einen Freund
P. S. Kluwer

Im folgenden möchte ich kurz meine eigene Philosophie bezüglich des Mensch-Seins, der Krankheit und der Gesundheit darlegen.

Ich vertrete, keineswegs allein übrigens, die Auffassung, daß der Mensch drei Körper hat, die sich auf verschiedenen Ebenen manifestieren. Unser physischer Körper besteht aus Materie, die Seele manifestiert sich in rhythmischen Abläufen wie dem Kreislauf und der Atmung, und der Geist ist reine Energie. Man könnte auch sagen, daß wir aus Körper, Seele und Aura bestehen. Die Aura ist ein Energiefeld, das uns umgibt und das auf unseren psychischen und physischen Zustand ebenso reagiert wie umgekehrt unsere Psyche und unser Körper auf den Zustand unserer Aura reagieren. In der Aura werden Erinnerungen, Eindrücke und Gefühle gespeichert, und wenn diese unzureichend verarbeitet werden, stören sie unser energetisches Gleichgewicht und führen schließlich zu körperlichen Erkrankungen. Eine harmonische Aura ist eine wesentliche Voraussetzung für das Mensch-Sein. Das Unbegreifli-

15

che, das nicht Greifbare ist für uns nämlich von besonderer Bedeutung. Man könnte sagen, daß es als unser eigentliches Wesen in unserem materiellen Körper gefangen ist. Die Seele inkarniert (kommt in die Materie), um eine Aufgabe zu erfüllen. Man kann also davon ausgehen, daß Leben in der Materie an sich schon ein krankhafter Zustand ist. Behandeln Sie sich selbst deshalb auch stets mit Verständnis und Liebe und gehen Sie nicht davon aus, daß Gesundheit lediglich durch die Abwesenheit von Krankheit definiert ist. Gesundheit beinhaltet viel mehr als das. Der Idealzustand des Menschen ist dem einer Kugel zu vergleichen, die an jedem Punkt gleich viel Gewicht hat. Dieser Analogie folgend, kann man sagen, daß Gesundheit nur dann gegeben ist, wenn sich alle physischen, mentalen und energetischen Funktionen in einem stabilen Gleichgewicht befinden. Krankheit entsteht, wenn dieses Gleichgewicht gestört wird. Alle Krankheitsformen haben eine konkrete Ursache, auch dann, wenn dies nicht immer deutlich werden mag. Es gibt keinen Rauch ohne Feuer. Die Krankheit gibt sich in bestimmten Symptomen zu erkennen, aber die Symptome sind nie wirklich die Krankheit. Sie sind nur Signale, welche die Krankheit benutzt, um zu verdeutlichen, daß etwas nicht stimmt, daß etwas verändert werden muß.

Das Gleichgewicht wird durch folgende Faktoren beeinflußt (oder sogar gestört): Streß, Bewegungsmangel, falsche Eßgewohnheiten, Veränderungen der Lebensumstände, Umweltverschmutzung, die energetische Atmosphäre und das Klima.

Ist das Gleichgewicht erst einmal gestört, so zeigen sich Veränderungen im Energiefeld wie auch in der Psyche des Menschen. Bleibt dieser Zustand über längere Zeit bestehen, wird allmählich auch unser physischer Körper davon beeinflußt, bis schließlich Krankheitssymptome sichtbar werden. Ob Sie dann allerdings richtig krank werden, hängt davon ab, wie ernst Sie diese Signale nehmen. Je schneller und besser Sie auf diese Zeichen reagieren, desto einfacher ist es, das Gleichgewicht zu behalten. Ich glaube, daß es unsere Aufgabe ist, unser Gleichgewicht in diesem Leben so weit als möglich aufrechtzuerhalten, um so das Leben zu beherrschen und nicht zum Sklaven des Lebens zu werden. Gerät der Mensch aus dem Gleichgewicht, so braucht er in bestimmten Bereichen mehr Energie, während er in anderen Bereichen über zu wenig Energie verfügt. Eine gute Therapie muß dann die Bereiche beachten, die einen Energiemangel aufweisen, und versuchen, diesen Mangel mit Hilfe bestimmter Mittel zu beheben. Dies kann durch essentielle Öle, Farben, Düfte, Klänge, durch Akupunktur, Akupressur, homöopathische Mittel und so weiter geschehen. Dabei sollte man aber immer den ganzen Menschen und nicht nur seine Symptome im Auge behalten.

Krankheit oder Vorzeichen einer Krankheit zeigen Ihnen, daß etwas mit Ihrem Gleichgewicht nicht stimmt. Krankheiten zeigen an, daß Sie irgend etwas in Ihrem Leben verändern müssen, um wieder gesunden zu können. Sie geben Ihnen die Möglichkeit, aus Ihren Fehlern zu lernen und Ihre Lebenssituation zu verändern und zu verbessern.

Behandle den Menschen und nicht die Krankheit.
Behandle die Ursache, nicht die Symptome.
Dr. Edward Bach

Leben und Existenz setzen voraus, daß die Energie im Körper gut verteilt ist. Wir brauchen diese Energie, um zu funktionieren und möglichst optimale Stoffwechselprozesse zu gewährleisten. Aber auch die reibungslose Beseitigung der Abfallstoffe innerhalb dieser Prozesse ist bedeutsam. Diese Abfallstoffe schaden unserem Gleichgewicht. Sobald die Ausscheidung giftiger Substanzen gestört wird, beeinflußt das unser Gleichgewicht. Dr. Reckeweg nennt diese Abfallstoffe Homotoxine. Seiner Meinung nach beinhaltet Gesundheit das Fehlen dieser Homotoxine. Alle chemischen Verbindungen, die sowohl innerhalb als auch außerhalb des Körpers produziert werden, sowie sämtliche Energieformen (von ultravioletten Strahlen bis hin zu Röntgenstrahlen, elektromagnetischer und radioaktiver Strahlung) können als Homotoxine reagieren. Nicht jeder, der sogenannten schädlichen Einflüssen ausgesetzt ist, wird krank. Dies hängt immer von der Stabilität, der Psyche und dem Wesen des Menschen sowie von dem Faktor Zeit ab. Die Homotoxine können mit Hilfe psychisch-energetischer Mittel ausgeschieden werden, durch Isopathie oder Homöopathie. Ich entscheide mich meist sowohl für eine subtile (energetische) Form als auch für eine isopathische. Es ergibt sich dann folgendes Problem: Wie findet man die geeignete Behandlungsmethode? Dies hängt von der Vorgeschichte des Kranken, von der Diagnose und von den eigenen Fähigkeiten ab. Die Frage ist dann, wie man eine gute Diagnose stellt. Dies hängt sehr von den eigenen Kenntnissen und Möglichkeiten ab. Bei allen Heilmethoden ist die Diagnose das schwierigste. Ich setze dazu meist eines der folgenden Mittel ein: Pendel, Blut- und Urinuntersuchung, Elektroakupunktur, Muskeltests der Kinesiologie, Farb- und Ölkombinationen, Kirlian-Fotografie, Irisdiagnose.

Es ist möglich, daß man trotz richtiger Diagnose und obwohl man das geeignete Behandlungsmittel gewählt hat, keine positiven Veränderungen des Krankheitszustandes bewirkt. Das liegt daran, daß die Homotoxine und eine ungesunde Lebensweise über lange Zeit dafür gesorgt haben, daß unser ganzes »System« gewissermaßen festgefahren ist. Je mehr man es anzuschieben versucht, desto schlimmer wird es. Man muß sich dann etwas ausdenken, um das menschliche System von seinen Blockaden zu befreien. Dies erreicht man beispielsweise durch Yoga, Autogenes Training, Entspannungs- und Atemübungen, Massage oder manchmal auch durch Heilfasten. Tun Sie alles mit Liebe und respektieren Sie auch Ihre Widerstände. Wenn Sie sich sperren, also einen Widerstand aufbauen, bedeutet das, daß Sie sich gegen etwas schützen, wofür Sie nicht bereit sind oder was Ihnen nicht gut täte. Es ist auch möglich, daß Sie sich in einem Lebensabschnitt befinden, in dem Sie die Krankheit benötigen, um funktionieren zu können. Sie brauchen dann psychische Unterstützung, um Einblick in Ihre Situation zu bekommen. Jede positive Veränderung, von der sie langfristige Resultate erwarten, wird eine langsame Veränderung sein. Ein befriedigender Heilerfolg ist somit nur zu erwarten, wenn Sie mit Andacht und Liebe an sich arbeiten. Außerdem ist der Behandlungserfolg von der Auswahl des richtigen »Medikaments«, von der Potenzierung, der Häufigkeit und Quantität der Dosierung und von Ihrem Willen zur Heilung abhängig.

Dumme Menschen erwarten die Heilung von außen
kluge Menschen suchen probate Mittel
weise Menschen heilen sich von innen heraus.

P. S. Kluwer

19

DIE ESSENTIELLEN ÖLE

In diesem Kapitel werde ich jene essentiellen Öle kurz beschreiben, die ich in meiner Praxis am häufigsten einsetze. Im Rahmen dieses Buches ist es mir nicht möglich, ausführlich auf die Wirkungen sämtlicher Öle einzugehen. Alle hier genannten essentiellen Öle werde ich jedoch in ihren wichtigsten Eigenschaften und Wirkungen beschreiben. Für alle, die es interessiert, werde ich jedem Öl den herrschenden Planeten zuordnen.

Alles Leben auf der Erde wird von Energien aus dem Kosmos beeinflußt. In der Astrologie werden diese Einflüsse genauestens studiert. Alle Himmelskörper haben einen spezifischen Einfluß auf unser Leben. Wenn ich vom herrschenden Planeten spreche, so meine ich damit, daß dieser Planet einen besonderen Einfluß auf das Wachstum einer bestimmten Pflanze ausübt. So hat dann auch das Wesen einer jeden Pflanze Merkmale, die mit den Wirkungskräften des betreffenden Planeten übereinstimmen.

Sonne – Ego

In der Mythologie wird die Sonne mit dem Gott Apollo in Verbindung gebracht. Apollo personifiziert die Kraft, das Licht und die Reinheit der Sonne. Er verjagt das Kalte und das Dunkle. Er ist der Beherrscher der Jahreszeiten, ist Hirte und Behüter des Ackerbaus. Seine Schönheit ist vollkommen.

Die Einflüsse der Sonne sind: Kraft, Vitalität, Kreativität, Ausdruckskraft und Dominanz. Die Sonne hängt mit dem Herzen, dem Rücken und dem Rückenmark zusammen, mit dem Führer- und Vaterprinzip.

Mond – Seele

Der Mond hängt mythologisch mit der »Weißen Göttin«
zusammen, dem weiblichsten Aspekt des Lebens. Die
»Weiße Göttin« symbolisiert die jungfräuliche Reinheit.
Sie stellt das empfangende Prinzip dar, das nichts hinzu-
fügt oder verändert. In vielen Kulturen war sie die Prieste-
rin, die Wissende und die Person, welche die rituellen
Handlungen vollführte. Der Mond beeinflußt den Instinkt, die Geduld, die Schwangerschaft, Aktion und
Reaktion, die Phantasie, die Körperflüssigkeiten und das
gute Gedächtnis. Der Mond steht in Verbindung mit
Geburt und Mutterschaft, Verdauung, Ernährung, Emo-
tionen, Nervensystem, Instinkt, Vorfahren, Gedächtnis
und mit dem Lymphsystem.

Merkur – Intelligenz

Merkur war der Behüter des Handels und der Kommuni-
kation (er wurde bei den Griechen Hermes genannt). Im
Voodoo wird er Papa Legba genannt, was bedeutet, daß er
den Boten symbolisiert. Der Weg zu den Göttern führte
über Merkur, Hermes oder Papa Legba. Die Schlüsselworte für den Merkur-Einfluß lauten somit auch: Kom-
munikation, Verständnis, Analyse, Verarbeitung und
Intellekt. Merkur hängt mit der Intelligenz, der Atmung,
dem Reisen und den Sinnesorganen zusammen.

Venus – Liebe

Venus ist die Göttin der Weiblichkeit und Schönheit. In
der griechischen Kultur nannte man sie Aphrodite. Sie
herrscht über Sexualität, Fruchtbarkeit, Harmonie, Ruhe,
Ordnung und Liebe.

Die Venus regelt das Herzzentrum und damit die Fähigkeit zu lieben, das Gefühlsleben, die Nieren, Schönheit
und Harmonie und das innere Gleichgewicht.

Mars – Energie

Mars ist in der Mythologie der Gott des Krieges. Es ist seine Aufgabe, die Ordnung im Staat aufrecht zu erhalten. Er ist also der Gott der Politiker und Organisatoren. Seine Schlüsselworte lauten: Energie, Initiative, Freiheit; er ist der Beschützer der Schwachen und ist für starke sexuelle Impulse ebenso verantwortlich wie für das Auftreten von Konflikten. Mars hängt mit den Muskeln, den roten Blutkörperchen, Brand- und Schnittwunden, Aggression, Wärme und Aktivität zusammen.

Jupiter – Glaube

Im alten Griechenland nannte man diesen Gott Zeus; er war einer der wichtigsten Götter. Er herrschte über die Götterwelt, die Ernte und die Ehe. Der Blitz war das Zeichen seiner Allmacht. Die Schlüsselworte des Jupiter lauten: Expansion, Treue, Wachstum und Optimismus.

Jupiter steht für Philosophie, Erkenntnis und Einsicht, die Hypophyse, die Leber, das Religiöse und das Glück.

Saturn – Gewissen

Saturn ist der römische Name für Kronos. Nach der griechischen Mythologie entmannte er seinen Vater und verschlang seine Kinder. Schließlich wurde er von Zeus auf die Insel der Seligen verbannt, wo ein paradiesischer Zustand der Unschuld und der Liebe herrschte. Er gilt auch als Erfinder des Ackerbaus und ist der Schutzherr der Bauern und der Saat.

Saturn steht für Einschränkung, praktische Fähigkeiten, Verantwortung, Geduld, Aufbau, Zuverlässigkeit, Ausdauer und Disziplin.

Saturn ist verantwortlich für Haut, Zähne, Gallenblase, Milz und Gelenke, für Kristallisations- und Alterungsprozesse, für Depression ebenso wie für Standhaftigkeit und für langsame, aber sichere Veränderungen.

Uranus – Geistesgegenwart

In der Mythologie ist Uranus der Himmelsherrscher und der Gatte der Erdenmutter Gaia. Beide zeugten zusammen die Titanen und Zyklopen, die Uranus aus Angst vor dem Verlust seiner Macht ermordete, bis er schließlich von seinem Sohn Kronos entmannt wurde. Uranus entspricht der Urkraft, die alles erschafft, verändert, zerstört und lenkt. Er steht für Geistesgegenwart und logische Einsicht. Seine Schlüsselworte sind: Veränderung, Menschenliebe, Willenskraft und Erfindungsreichtum. Er beeinflußt körperliche Veränderungen, Krämpfe und Probleme mit dem Nervensystem.

Neptun – Weisheit

Neptun ist der Gott des Meeres und der Behüter der Seefahrt. Neptun steht für Spiritualität, Gefühl, Idealismus, Bewölkung, Grübeln, Zerstreutheit und Entscheidungsschwäche. Er wird mit der Psyche, der künstlerischen und religiösen Inspiration und mit dem Kontakt zum höheren Selbst in Verbindung gebracht.

Pluto – Machtinstinkt

Pluto wurde als Gott des Reichtums verehrt, gilt aber auch als Herrscher der Unterwelt und Hüter der Schwelle, dessen Willkür und Zorn alle toten Seelen ausgeliefert sind.

Die Schlüsselworte des Pluto sind Eliminierung und Ausschaltung. Er steht für das Unterbewußte, die Schattenseite, schöpferische und heilende Kräfte, den Hormonhaushalt, Veränderung, Anfang und Ende einer Lebensphase, analytisches Denken und Phantasie.

Yin und Yang

Die Yin-Yang-Idee kommt aus den ostasiatischen Kulturen, insbesondere von den Chinesen. Yin und Yang stehen für einander entgegengesetzte Teilaspekte der Ganzheit, zwei Pole, von denen jedoch der eine nicht ohne den anderen existieren kann. In unserer Kultur wird dies oft als positiv und negativ erfahren, aber das ist nicht richtig, denn nichts ist nur gut oder nur schlecht. Das Dunkel kann nur existieren, wenn es auch Licht gibt; dasselbe gilt für Tag und Nacht, männlich und weiblich und so weiter.

Die Einteilung der Öle in Yin und Yang sowie die jeweilige Zuordnung eines Planeten ist eine relative Sache, da die Qualität, die Herkunft und die Wachstumsbedingungen der Pflanze eine Rolle spielen. Ich bin von den Ölen ausgegangen, mit denen ich am häufigsten arbeite, und von den Beobachtungen, die ich an diesen Ölen am häufigsten machte. Aber achten Sie bitte darauf, daß das auch schon einmal abweichen kann. Die volkstümlichen Bedeutungen der Pflanzen sind jeweils unter den Namen der essentiellen Öle aufgeführt.

ANIS (Pimpinella anisum)
Veränderung-Vereinbarung
Anis ist ein Yang-Öl und hat Jupiter als herrschenden Planeten.

Das essentielle Öl der Anispflanze wird aus den Samen gewonnen, wirkt krampfstillend, magenstärkend und schleimlösend. Im Hustensaft wirkt Anis wohltuend, da er den Husten lindert, die Schleimlösung erleichtert und Verdauungsstörungen verschwinden läßt, die durch Schleimansammlung im Magen entstehen. Auf das Kopfkissen geträufelt, sorgt Anisöl dafür, daß Sie ruhig schlafen und keine Alpträume haben. Wenn Sie oft belastende Träume haben, sollten Sie vor dem Einschlafen Anismilch mit etwas Honig trinken; Sie werden sehen, welch gute Nachtruhe Ihnen dies bescheren wird.

BASILIKUM (Ocimum basilicum)
Kraft

Dieses Öl ist Yang mit Mars als herrschendem Planeten. Das essentielle Öl des Basilikum wird durch Wasserdampfdestillation der Blätter gewonnen. Es sind etwa 15 Arten bekannt. Basilikum ist ein Stärkungsmittel, besonders für das Nervensystem. Es wirkt krampfstillend und ist somit gut gegen Migräne und Epilepsie. In Streßsituationen ist es ein gutes Beruhigungsmittel. Basilikum hilft auch jenen Menschen, die nachtragend sind, denn es verstärkt die Liebe zwischen den Menschen. Auch können Sie es sehr gut einsetzen, um Ihre Aura zu stärken. Basilikum hilft auch, wenn Sie in einer Gesellschaft, in der Sie sich nicht sonderlich wohl fühlen, Sie selbst bleiben wollen.

BEIFUSS (Artemisia vulgaris)
Balance

Dieses Öl ist Yang und hat die Sonne als herrschenden Planeten.

Früher wurde Beifuß oft zur Erhaltung der Jungfräulichkeit verwendet. Ob das sehr wirkungsvoll war, sei dahingestellt, sicher ist, daß Beifuß stark auf den weiblichen Hormonzyklus einwirkt. Wird er während der Schwangerschaft verwendet, kann es zu einer Fehlgeburt kommen, seien Sie also vorsichtig. Ansonsten ist er ein hervorragendes Mittel gegen Gicht und reguliert den Hormonhaushalt. Auch wirkt er auf die Hypophyse ein und kann die Nebennieren anregen.

Beifuß verbessert die Denkfähigkeit und kann bei Gehirnschädigungen helfen; allerdings dürfen nur Erwachsene dieses Kraut anwenden. Im übrigen kann Beifuß die telepathischen Kräfte eines Menschen erhöhen und ihn vor negativen Einflüssen schützen.

BERGAMOTTE (Citrus bergamia)
Morgen werde ich sterben.

Dieses Öl ist Yang, der herrschende Planet ist Merkur.
Das Öl wird aus der Bergamottfrucht gewonnen, die zu den Zitrusfrüchten gehört. Die Bäume werden etwa 4,5 Meter hoch, und man erntet die Früchte zwischen Dezember und Februar. Die Bergamotte, die hier verkauft wird, kommt zum Großteil aus Süditalien. Das Öl wird oft in Toilettenwasser und Mitteln gegen Sonnenbrand verwendet. Es hilft bei Depressionen, vertreibt Insekten und wirkt stark antiseptisch, besonders im Bereich der Atmungsorgane. Wenn Sie Bergamotte im Zimmer verdampfen, schützen Sie sich vor Krankheitskeimen und vor Energien, die den Atmungsorganen Probleme machen. Bergamotte wird häufig gebraucht, um fettige oder Akne-Haut zu reinigen. Es hilft auch gut bei Verstopfung.

BOHNENKRAUT (Satureja hortensis)
Loslassen

Bohnenkraut ist Yin, der zugehörige Planet ist der Saturn.
Das Öl des Bohnenkrautes wird durch Wasserdampfdestillation der ganzen Pflanze gewonnen. Dieses Kraut wächst mühelos in unserem Klima, und es wird oft in Kombination mit Hülsenfrüchten verwendet. Hülsenfrüchte reinigen den Darm, wodurch ab und zu Darmgase entstehen können. Viele Menschen finden dies sehr unangenehm. Wenn Sie jedoch Bohnenkraut mitkochen, können Sie Blähungen vorbeugen. Bohnenkraut ist ein starker Darmreiniger und verhindert Gärungsprozesse.

BORAGO-BORRETSCH (Borago officinalis)
Aufrichtigkeit

Borago ist Yin, der zugehörige Planet die Venus.
Borago wird zwar manchmal als reines essentielles Öl in den Handel gebracht (wenn das Jahr günstig war), aber

sehr oft wird er auch als ein bereits in Pflanzenöl einge-
weichtes Präparat verkauft. Da Borago viele Eigenschaften
der Nachtkerze besitzt, kann er auch als Ersatz dafür
verwendet werden. Borago bringt den Hormonhaushalt
ins Gleichgewicht und stimuliert die Leber und auch den
Dickdarm.

CAJEPUT (Melaleuca leucadendra)
Reinigung
Cajeput ist Yang und wird von Saturn beherrscht.
Das essentielle Öl wird aus den Blättern eines großen,
duftenden Baumes gewonnen. Dieser Baum kommt vorwiegend in Malaysia und Indonesien vor. Cajeput ist in
diesen Ländern ein wichtiges Öl, das gegen sehr viele
Leiden eingesetzt werden kann. Es ist stark antiseptisch,
vor allem für die Schleimhäute. Es wirkt, insbesondere bei
Nervenreizungen, schmerzlindernd und krampflösend
und kann für Wurmkuren verwendet werden. Cajeputöl
gleicht in seiner Wirkung dem Eukalyptusöl, es wirkt
allerdings wesentlich stärker. Ich gebrauche es bei Verstei-
fungen und Hypoglykämie und zur Reinigung und Stärkung der Nieren.

EISENKRAUT (Verbena triphylla)
Empfindsam, aber so stark wie Eisen
Dieses Öl ist Yang und hat den Mars als herrschenden
Planeten.
Das essentielle Öl aus Eisenkraut enthält, wie der Name
schon vermuten läßt, viel Eisen. Es ist deshalb besonders
bei Blutarmut zu empfehlen; auch zur Behandlung von
Akne eignet es sich sehr gut. Seien Sie jedoch vorsichtig,
denn dieses Öl kann heftige Hautreaktionen auslösen. Es
fördert die Schweißbildung und die Verdauung und hilft
bei Herzklopfen und Krämpfen. Ich empfehle es besonders jenen Menschen, die ein wenig hysterisch und über-

sensibel sind, denn Eisenkraut bringt das vegetative Nervensystem ins Gleichgewicht.

EUKALYPTUS (Eucalyptus globulus)
Gibt Luft

Dieses Öl ist Yin, und der herrschende Planet heißt Saturn.

Eukalyptusbäume kommen vorwiegend in Australien und Südeuropa vor und werden gern zur Wiederaufforstung eingesetzt. Sie wachsen sehr schnell und bringen den Boden wieder in Ordnung, indem sie überflüssiges Wasser aufsaugen und die Erde von unerwünschten Schimmelkulturen befreien. Außerdem reinigen sie die Luft von Bakterien.

Wir verwenden Eukalyptusöl häufig, um Insekten fernzuhalten oder schneller von unserer Grippe oder Erkältung loszukommen. Es ist ein anregendes und antiseptisches Öl, das gut eingesetzt werden kann, um sich vor Krankheiten zu schützen. Es hilft Ihnen, frei durchzuatmen und im Gleichgewicht zu bleiben, wodurch Sie vielen Problemen besser gewachsen sind.

Verdünnt kann Eukalyptus die Bildung von Wachstumshormonen stimulieren. In der Praxis ist dieses Öl zur Behandlung von Hypoglykämie unersetzbar; es aktiviert die Fettverdauung und reinigt, in Kombination mit Zitrone, die Atemwege von Schleim; zusammen mit Kamille trägt es zur Heilung von Nierenentzündungen bei.

FENCHEL (Foeniculum vulgare)
Lobenswürdig

Dieses Öl ist Yang; der herrschende Planet ist Merkur.

Das ätherische Öl aus den Fenchelsamen fördert die Verdauung und die Menstruation. Außerdem erleichtert es das Abhusten von Schleim und dient als Abführmittel. Für Lungenpatienten ist Fenchel besonders geeignet. Das ätherische Öl des süßen Fenchels reinigt die Schleimhäute der Lungen und des Verdauungstraktes. Fenchel baut einen Überschuß an Harnsäure im Gewebe ab und trägt dazu bei, die Nieren von Phosphatsteinen zu befreien. Fenchel unterstützt darüber hinaus die Milchbildung nach einer Entbindung. Als Zusatz zur Flaschennahrung lindert er Bauchkrämpfe bei Kleinkindern.

GERANIUM (Pelargonium odorantissimum)
Verehrung

Dieses Öl ist Yin und der herrschende Planet die Venus. Das ätherische Öl der Geranie dient der Wundheilung und läßt Narben, soweit als möglich, verschwinden. Geranium ist ein wichtiges Öl, da es Viren und Schimmel abtötet. Das Geraniumöl ist blutstillend, antiseptisch (es kann also gut zur Reinigung einer Wunde verwendet werden), es senkt den Blutzuckerspiegel (ist somit besonders für Zukkerpatienten geeignet) und macht das Blut flüssiger. Es wird im Winter auch gegen Frostbeulen empfohlen, es hilft bei trockenen Ekzemen und vertreibt Insekten. Geranium löst Phosphatsteine auf und stärkt und reinigt die Gallenblase. In einer Mischung kann Geranium auch gegen Krankheiten und schlechte Einflüsse schützen.

GEWÜRZNELKE (Eugenia caryophyllata)
Würde

Dieses Öl hat auf Yin-Menschen eine sehr starke Yin-Wirkung und erhöht somit ihre Widerstandskraft. Bei den aktiven Yang-Menschen reagiert es Yang, beruhigt die Nerven und ist ein gutes Mittel, um Schmerzen zu lindern. Das essentielle Öl der Gewürznelke ist allgemein bekannt, da es leicht betäubend wirkt und somit gut eingesetzt werden kann, um Zahnschmerzen bis zum Zahnarztbesuch zu dämpfen. Nelkenöl wirkt stark antiseptisch und tötet Parasiten ab. Es lindert Krämpfe im Verdauungstrakt, da es Gärungsprozessen entgegenwirkt, und trägt zur Wundheilung bei. Die Nelke verhilft Ihnen dazu, ein Gefühl für Ihren eigenen Wert zu bekommen, und befreit Sie von negativen Gedanken.

GRAPEFRUIT *(Citrus paradisi)*
Wohltätigkeit
Dieses Öl ist Yang, der herrschende Planet Venus. Grapefruitöl gebrauche ich nicht sehr häufig, aber dennoch regelmäßig. Es regt die Bildung von Verdauungssäften an und wirkt appetitanregend. Es stärkt Leber und Nieren. Bei Hämorrhoiden empfehle ich die Kombination von Zypresse und Zitrone. Wenn die Hämorrhoiden dann abheilen, rate ich, Zypresse mit Grapefruit zu mischen; dies beschleunigt die Heilung. Grapefruit bringt den Hormonhaushalt ins Gleichgewicht und hilft somit bei allen Hauterkrankungen, die durch ein gestörtes Hormongleichgewicht verursacht werden. Es ist eines der am häufigsten gebrauchten Öle gegen Depressionen und Phobien und kann auch bei der Behandlung von Appetitlosigkeit eine wertvolle Hilfe sein.

KAMILLE
Kraft bei Mißgeschick
Römische Kamille (Anthemis nobilis), Echte Kamille (Matricaria chamomilla)
Die Wirkung dieser beiden Öle ist nahezu identisch. Die römische Kamille wirkt meiner Meinung nach etwas stärker im Bereich der Verdauung, während die echte Kamille wohltuend für die Haut ist. Die römische Kamille ist sehr teuer, unterscheidet sich aber so wenig von der echten Kamille, daß es genügt, eine Sorte Kamillenöl im Hause zu haben.
Kamillenöl ist Yin und hat den Mond als herrschenden Planeten. Dieses essentielle Öl wird durch Wasserdampf-

destillation der Blüten gewonnen. Es wirkt bei allen Formen von Entzündungen und entzündlichen Prozessen und stellt somit eine ausgezeichnete Erste Hilfe dar. Kamille senkt hohes Fieber, lindert Nervenschmerzen, ist heilsam für die Verdauung, beruhigt, reinigt die Haut und die Leber, ist gut für das Blut und kann (mit Wacholder kombiniert) ein wertvolles Mittel gegen Nierensteine sein. Für Kleinkinder ist Kamille ebenfalls hilfreich, denn sie erleichtert das Durchkommen der ersten Zähne.

Kamille hilft, Spannungen zu lösen, beruhigt das Nervensystem und den Geist, erhöht die emotionale Stabilität und gibt Energie in schwierigen Lebenssituationen. Auch reduziert sie Spannungen vor der Menstruation. Kamille kann ein Hilfsmittel für die innere Einkehr und Meditation sein. So hilft dieses Öl auch jenen, die den ganzen Tag über auf Achse sind und ständig das Gefühl haben, noch so viel erledigen zu müssen. Man kann Kamillenöl auch allen Kindern (und Erwachsenen) empfehlen, die nicht stillsitzen können.

KARDAMOM (Elettria cardamomum)
Verdauung

Dieses Öl ist Yin und hat Uranus als herrschenden Planeten.

Kardamom ist ein Gewürz, das in der asiatischen Küche oft gebraucht wird, vor allem im indischen Raum. In Indien wird es auch oft in Süßigkeiten oder Desserts verwendet, da es die Bildung der Verdauungssäfte anregt. Kardamom verhindert Gärungsprozesse im Darm, mildert Knoblauchgerüche und wirkt entgiftend. In der Küche gebrauche ich dieses Öl häufig, um Kohlsorten, wie beispielsweise Grünkohl, Rüben, Rot-, Weiß- und Chinakohl, leichter verdaubar zu machen. Auch sorgt dieses Öl dafür, daß Sie keinen unangenehmen Kohlgeruch im Hause haben.

KIEFER (Pinus sylvestris)
Neutralisierung von negativen Einflüssen, Mitleid
Dieses Öl ist Yin, der herrschende Planet ist Merkur.
Kiefernöl kann man aus vielen verschiedenen Kiefernarten gewinnen. Es wirkt antiseptisch auf die Atemwege, wenn man es einatmet, und wandelt positive Ionen der Luft in negative Ionen um, was alle Gefühle des Unbehagens sowie unbestimmte Kopfschmerzen vertreibt. Kiefer bringt Glück und schützt vor Krankheiten und negativen Einflüssen. Kiefernöl ist besonders geeignet für Menschen, die nervös sind, oberflächlich atmen und sich immerzu schuldig fühlen. Es hilft ihnen, mehr Selbstvertrauen zu entwickeln und ihre Atmung zu vertiefen. Auch kann Kiefernöl dazu beitragen, Gallensteine aufzulösen, und es hilft bei der Verdauung von Fetten.

LAVENDEL (Lavendula officinalis)
Reinigung (Mißtrauen)
Dieses Öl ist zumeist Yang mit Merkur als herrschendem Planeten. Die wildwachsenden Lavendelarten, wie beispielsweise der englische Lavendel, sind jedoch Yin und haben Jupiter beziehungsweise Venus als herrschende Planeten.
Lavendel wird vorwiegend in Mittelmeerländern angebaut. Das essentielle Öl aus diesem Kraut ist eines der wichtigsten Erste-Hilfe-Mittel, denn es wirkt beruhigend auf Herz und Nervensystem und lindert die Folgen eines Schocks. Es ist ein stark entwässerndes Mittel und zur Behandlung von kleinen Wunden, Insektenstichen, Ekzemen, Allergien und Brandwunden sehr effektiv. Auch kann es zur Hautreinigung und gegen Blasenentzündungen und Ausfluß eingesetzt werden.
Lavendel ist auch bei Kopfschmerzen sehr effektiv, da es auf das Scheitelchakra einwirkt, die Meridiane reinigt und den Menschen mit seinem Höheren Selbst verbindet.

Lavendel bringt sowohl den Geist als auch den Körper ins Gleichgewicht und verbessert die Koordination zwischen physischem, ätherischem und astralem Körper. Lavendelöl ist ein sehr gutes Mittel für Menschen, die emotionale Probleme haben. Lavendel sorgt für einen ruhigen Schlaf, und die Dämpfe des Lavendelöls schaffen eine friedliche Atmosphäre.

LAVENDULA SUPER (Lavendin)

Diese Lavendelsorte hat Ähnlichkeit mit dem herkömmlichen Lavendel. Die Lavendelpflanzen, aus denen dieses Öl hergestellt wird, sind so gezüchtet, daß sie viel mehr Blüten haben als der herkömmliche Lavendel, was sie als Lieferanten essentieller Öle bedeutsam macht. Dieses Öl ist jedoch relativ aggressiv und es ist nicht so wirksam wie das essentielle Öl des herkömmlichen Lavendels. Zur Wohnraumaromatisierung und für sämtliche Putzarbeiten im Haus ist es aber durchaus empfehlenswert.

LEMONGRASS (Andropogon citratus)
Erhöht die Lebenslust

Dieses Öl ist Yang und hat den Mars als dominanten Planeten.

Lemongrass ist ein stark duftendes Gras aus Indien, Indonesien und Afrika. In der Küche wird es häufig verwendet. Lemongrass kann sehr gut an Stelle chemischer Desinfektionsmittel angewendet werden. In Massageölen wirkt es auf das autonome Nervensystem. Es ist gut gegen Kopfschmerzen und reinigt das Blut.

LORBEER (Laurus nobilis)
Ehre – Ich verändere mich erst im Tode.

Dieses Öl ist Yang, Saturn der herrschende Planet.

Die Blätter des Lorbeerbaumes sind ein häufig gebrauchtes Küchengewürz, das jeder kennt.

Im Kampf gegen rheumatische Beschwerden kann Lorbeeröl sehr effektiv eingesetzt werden, vor allem bei Menschen, die starr in ihrem Denken sind. Es verhilft diesen Menschen zu der Einsicht, daß Leben Veränderung bedeutet. Wer nicht flexibel ist, wird daran zerbrechen.

Ferner regt Lorbeer den Kreislauf an, beschleunigt Genesungsprozesse und kann übermäßige Körperbehaarung reduzieren, wenn man es in einem Massageöl nach der Enthaarung (beispielsweise mit Wachs) auf die enthaarten Stellen aufträgt.

Priesterinnen rieben sich die Stirn mit Lorbeeröl ein, um so ihre Hellsichtigkeit zu erhöhen. Auch das Kauen der Blätter verbessert hellseherische Fähigkeiten, und ein paar Tropfen Lorbeeröl, vor dem Schlafengehen auf das Kopfkissen geträufelt, fördern hellsichtige Träume. Menschen, die sich mit Veränderungen schwertun, gewinnen dadurch Vertrauen in die Zukunft – eine wichtige Voraussetzung, um flexibel leben zu können und in vielen Situationen Sieger zu bleiben. Nicht umsonst verarbeitete man Lorbeerblätter zu Siegeskränzen, die auch den Sieg über das eigene Ich symbolisieren.

MAJORAN (Origanum majorana)
WILDER MAJORAN (Origanum vulgare)
Scham – Kraft
Dieses Öl ist Yang, und der herrschende Planet ist Merkur.

Wilder Majoran ist das Mittel der Wahl, wenn man ältere, depressive Menschen massiert, die besonders viel Kraft brauchen. Dieses essentielle Öl vertreibt Depressionen und wirkt beruhigend und krampflösend. Auch erweitert es die Gefäße, ist gut für die Verdauung und hilft bei rheumatischen Beschwerden.

Majoran bringt das vegetative Nervensystem ins Gleichgewicht und wirkt heilsam bei allen Krankheiten, die durch Übermüdung und Energieverlust entstehen. Auch bei Appetitlosigkeit kann dieses Öl hilfreich sein, und es hilft Ihnen, sich nach einer schweren Krankheit wieder zu erholen.

MANDARINE (Citrus nobilis)
Trauma
Dieses Öl ist Yang, und der zugehörige Planet ist der Mond.

Mandarine heilt alle Traumen und ist somit gut nach Unfällen oder bei Schocks. Ich verwende Mandarinenöl häufig bei Kleinkindern und Neugeborenen, vor allem nach einer schwierigen Entbindung. Das Öl wirkt einerseits stärkend und gibt neue Kräfte, andererseits wirkt es auch sehr beruhigend. Bei Depressionen ist es sehr wirkungsvoll. Es kann aber auch bei Epilepsie und bei Krämpfen eingesetzt werden.

MUSKATELLERSALBEI (Salvia sclarea)
Dieses Öl ist Yin; der herrschende Planet ist Pluto.

Muskatellersalbei wird in jenen Mischungen verwendet, die dazu beitragen sollen, sich selbst zu finden und Entscheidungen zu erleichtern; er unterstützt das relativierende Denken. Das Öl fördert die Menstruation, vor allem dann, wenn sie sich durch eine lange depressive Phase ankündigt. Außerdem fördert es die Bildung der Eizellen beziehungsweise des Spermas. Es beschleunigt den Haarwuchs, reguliert trockene Haut, harmonisiert den Magen und macht es Ihnen leichter, mit Sorgen umzugehen.

MUSKATNUSS (Myristica fragrans)
Dieses Öl ist Yang und hat Jupiter als herrschenden Planeten.

Muskatnuß aktiviert das Denken und stimuliert das Okzipitalhirn. Dieses Öl ist zudem gut für den Kreislauf (blutdrucksenkend), es stärkt die Muskeln, lindert weniger starke Schmerzen und wirkt sich bei vielen Akneformen in der Pubertät günstig aus.

MYRRHE (Commiphora myrrha)
Emotionen
Dieses Öl ist Yang; der herrschende Planet ist die Sonne.

Myrrhe wächst hauptsächlich in Nordafrika und Arabien. Oft taucht sie in Weihrauchgemischen auf, da sie die Luft reinigt und zugleich die Wirkung anderer Kräuter verstärkt, also als eine Art Katalysator wirkt. Das essentielle Öl der Myrrhe festigt das Zahnfleisch und harmonisiert Atem- und Harnwege. Myrrheöl ist auch bei Blutarmut heilsam, insbesondere bei der Form der Anämie, die nach einem Leberleiden oder nach dem Pfeifferschen Drüsenfieber entsteht. Myrrhe ist auch für jene Menschen empfehlenswert, die Lungenprobleme bekommen, weil sie nicht mit ihren Gefühlen umgehen können und alles in sich hineinfressen.

MYRTE (Myrtus communis)
Hysterie
Dieses Öl ist Yang, und der herrschende Planet ist die Venus.

Myrteöl ist gut für alle hysterischen Typen. Es bringt den Geist ins Gleichgewicht, wenn dieser die Neigung hat, Spielchen mit seinem Besitzer zu spielen. Auch wirkt es positiv auf den weiblichen Hormonhaushalt ein und ist lindernd und blutstillend. In meiner Praxis verwende ich dieses Öl zur Harmonisierung der Milz, was dem Körper die Möglichkeit gibt, seine Immunabwehrkräfte zu stärken.

NEROLI – (Citrus bigaradia)
Deine Reinheit ist so groß wie deine Liebe.
Dieses Öl ist Yin und hat Venus als herrschenden Planeten.
Es wird aus den Blüten des Orangenbaumes hergestellt.
Neroli ist ein sehr teures Öl. Es wirkt beruhigend bis leicht
betäubend, da es das autonome Nervensystem harmoni-
siert; es bringt den Hormonhaushalt ins Gleichgewicht
und wirkt krampflösend. Da dieses Öl die Zellteilung akti-
viert, ist es bestens für alle Gesichtspflegemittel geeignet.
Außerdem öffnet es das Herzchakra und erhöht somit die
Liebesfähigkeit. Das ist auch der Grund, warum die Oran-
genblüte häufig in Brautbouquets zu finden ist.

NIAOULI (Melaleuca viridiflora)
Atmung
Dieses Öl ist Yin, und der herrschende Planet ist der
Mond.
Niaouli ist ein essentielles Öl, das aus den Blättern des in
Australien wachsenden Melaleucabaumes gewonnen wird.
Es ist ein Antisepticum, das, besonders auf die Schleim-
häute, wundheilend wirkt. Es wird daher zur Behandlung
der Schleimhäute, vor allem bei Erkältungen, eingesetzt.
Niaouli stärkt die Lungen und ist auch für allergische
Hautprobleme angezeigt, da es die Sauerstoffaufnahme
verbessert.

ORANGE (Citrus aurantium)
Ich lasse das Vergangene ruhen.
Dieses Öl ist Yang und hat die Sonne als herrschenden
Planeten.
Alle Orangenölsorten eignen sich gut zur Behandlung
von Traumen, gleichgültig ob sie aus diesem oder einem
früheren Leben stammen. Es ist ein beruhigendes Öl, sehr
gut für sensible Haut, und es verlangsamt den Herzschlag.
Außerdem ist es schlaffördernd und wirkt sich auf nervöse

Kreislaufbeschwerden heilsam aus. Alle Orangenöle wirken darüber hinaus reinigend auf Körper und Seele.

OREGANO (Origanum compactum)
Widerstand
Dieses Öl ist Yang und hat die Sonne als herrschenden Planeten. Das essentielle Öl aus dem spanischen Oregano wird von vielen Menschen als das wertvollste Öl angesehen, da es sehr antiseptisch und für die Behandlung von Fußpilz und die Beseitigung lästiger Bakterien sehr geeignet ist. Ferner wirkt es krampflösend, beschleunigt die Heilung der Lymphgefäße und erleichtert die Schleimlösung bei Erkältungen. Es stärkt die Immunabwehr und fördert die Adrenalinausschüttung.

PATSCHULI (Pogostemon patchouli)
Trockenheit
Dieses Öl ist Yang; der herrschende Planet ist die Sonne. Patschuliöl wirkt zellregenerierend, entzündungshemmend und wundheilend. Das essentielle Öl aus Patschuli wird häufig gebraucht, um Hauterkrankungen zu behandeln. Alle Hauptprobleme, die mit trockener, schuppiger Haut einhergehen, wie auch trockene Ekzeme und trockene Haut während einer Grippe können mit Patschuli sehr wirkungsvoll behandelt werden. Auch empfehle ich Patschuli jenen Menschen, die sich selbst zu viel abverlangen und ihren Körper behandeln, als wäre er eine Maschine.

PETIT GRAIN
Edelmut
Diese Öle sind Yin und haben Venus als herrschenden Planeten. Es gibt ein Petit Grain aus den Blättern und Zweigen des

Zitronenbaumes (Citrus limon) und eines aus denselben Teilen des Orangenbaumes (Citrus aurantium). Beide Öle riechen wunderbar und sind wohltuend für das Herzchakra. Sie harmonisieren einen unregelmäßigen Herzschlag und beeinflussen alle Herzleiden mehr oder weniger stark. Die Öle beruhigen das Nervensystem. Die Orangensorte wirkt hauptsächlich über dem Zwerchfell, die Zitronensorte unter dem Zwerchfell.

PFEFFERMINZE (Mentha piperita)
Warme Gefühle – Loslassen

Dieses Öl ist Yang, und der herrschende Planet ist der Mond (Merkur). Pfefferminze ist auf der ganzen Welt bekannt. Sie wird erfolgreich eingesetzt, um Verschlackungen aus den Verdauungsorganen zu entfernen, und wirkt sich harmonisierend auf den gesamten Magen-Darmtrakt aus. Kopfschmerzen, die durch einen verunreinigten Magen entstehen, verschwinden zumeist sofort nach dem Gebrauch dieses essentiellen Öles. Pfefferminze wirkt schleimlösend und entwässernd. Außerdem ist es ein stärkendes Mittel für das Nervensystem.

ROSE (Rosa damascena)
Liebe

Dieses Öl ist Yin; der herrschende Planet ist die Venus.
Zu allen Zeiten hat die Rose die Phantasie der Menschen in besonderem Maße beflügelt. Das liegt wahrscheinlich daran, daß sie das Symbol der Liebe ist, die die Basis unseres Zusammenlebens sein sollte. Das essentielle Öl dieser Pflanze ist sehr gefragt. Das Öl aus der bulgarischen Rose ist eines der teuersten Öle der Welt. Obgleich der Duft der bulgarischen Rose in seiner Reinheit einmalig ist, sind auch Rosenöle aus anderen Teilen der Welt gut brauchbar; allerdings sind auch sie nicht billig. Rosenöl

wirkt sehr angenehm auf die Haut, die Schleimhäute und das Nervensystem. Zudem reguliert es den weiblichen Hormonhaushalt, ist ein leichtes Abführmittel und wirkt beruhigend und blutstillend. Dieses essentielle Öl ist auch besonders für die »weibliche« Frau geeignet.

ROSENHOLZ (Aniba rosaedora)
Fordernde Liebe

Dieses Öl ist Yin, und der herrschende Planet ist Jupiter. Rosenholz wird aus dem Holz der Aniba rosaedora, einem Lorbeergewächs, gewonnen. Das Öl duftet herrlich und wird oft als Ersatz für Rosenöl benutzt. Es erhöht die sexuelle Sinnlichkeit und bringt alle weiblichen, also empfangenden Aspekte zum Ausdruck. Es reinigt außerdem die Haut, aktiviert die Zellteilung und fördert einen trägen Darm, hat also eine leicht abführende Wirkung. Rosenholz wirkt auf sanfte Weise auf den Hormonhaushalt ein und bringt die Gallenblase ins Gleichgewicht.

ROSMARIN (Rosmarinus officinalis)
Erinnerung

Dieses Öl ist Yang und hat die Sonne als herrschenden Planeten.

Das wärmende Rosmarinöl ist besonders für die Menschen von Bedeutung, die den Großteil ihrer Energie in den Kopf ziehen und daher immer Probleme mit kalten Füßen haben. Rosmarin bringt das Nervensystem ins Gleichgewicht und sorgt für eine bessere Energieverteilung. Dieses Öl ist ideal, um die Leber zu reinigen und um Leberzirrhose und Arthrose zu behandeln.

Auch bei der Behandlung von Rückenschmerzen, die deutlich mit emotionalen Problemen zusammenhängen, ist dieses Öl hilfreich. Bei Beschwerden, die mit dem Kopf und der Erinnerungsfähigkeit zu tun haben, wirkt es ausgezeichnet. Probieren Sie es, wenn Sie nach einer Antwort suchen oder nach einem vergessenen Wort, das Ihnen auf der Zunge liegt. Rosmarin aktiviert auch die Schilddrüse, und man verwendet es, um die Menstruation zu erleichtern.

SALBEI (Salvia officinalis)
Tugendhaftigkeit – Weisheit
Dieses Öl ist Yin; der herrschende Planet ist Jupiter (Mond). Salbei ist das ideale Mittel für das Lymphsystem. Es wirkt reinigend, indem es dafür sorgt, daß überschüssige Flüssigkeit so schnell wie möglich abgebaut und übermäßige Schweißbildung verhindert wird. Mit Hilfe von Salbei kann die Lymphe optimal arbeiten. Salbei ist auch ein Mittel, um höhere Bewußtseinszustände zu erreichen. Wenn Sie Salbei in Ihrem Garten anbauen, kann Ihnen ein langes und tugendhaftes Leben beschert werden.

SANDELHOLZ (Santalum album)
Geistesgegenwart
Dieses Öl ist Yang, und der herrschende Planet ist Uranus. Dieses angenehm sanfte Öl wird häufig in Massageölen verwendet. Das essentielle Öl wird aus dem Holz eines Baumes hergestellt und wirkt besonders auf die Atem- und Harnwege. Es ist auch ein gutes Hautmittel, dessen Anwendung sich besonders bei trockener Haut, Ekzemen und Entzündungen empfiehlt. Außerdem aktiviert es die Lungen und die Nieren.

TEATREE (Melaleuca alternifolia)
Strahlung
Dieses Öl ist Yin, und der herrschende Planet ist Neptun. Teatree-Öl ist sehr außergewöhnlich. Es wird aus den Blättern eines Baumes gewonnen, der in tropischen und

subtropischen Gegenden wächst. Das am häufigsten gebrauchte Öl kommt aus Australien. Es ist als Mittel gegen Bestrahlungsschäden bekannt. Hautirritationen, die Folgen einer Bestrahlung sind, können ebenso mit Teatree behandelt werden wie Wunden, die durch radioaktive Strahlung in der Natur entstehen. Insofern ist die Wirkung mit der von Meeresalgen vergleichbar, denn das Öl neutralisiert den Überschuß an schädlicher Strahlung. Teatree-Öl wird auch oft in Kosmetiksalons benützt, da es Hautpilz abtötet und ein gutes Mittel gegen Akne und Hautentzündungen ist.

THUYA (Lebensbaum – Thuya occidentalis)
Beschützt das Leben
Dieses Öl ist Yin; der herrschende Planet heißt Merkur.

Thuya ist ein immergrüner Strauch, der oft als Hecke um Häuser und Gärten gepflanzt wird, um das eigene Grundstück zu schützen. Das essentielle Öl, das aus dieser Pflanze gewonnen wird, ist ein allgemein reinigendes Öl. Seine stärkste Wirkung entfaltet sich, wenn Sie es gegen Warzen, Wucherungen und unkontrollierte Zellteilung einsetzen.

THYMIAN (Thymus vulgaris)
Aktivität
Dieses Öl ist Yin und hat Merkur als herrschenden Planeten.

Es ist ein stark antiseptisches Öl, das Körper und Geist aktiviert. Es fördert die Schleimlösung und reinigt die Gedärme. Dieses essentielle Öl neutralisiert ein Zuviel an Harnsäure im Körper, was beispielsweise bei Gicht wichtig ist. Thymian wirkt sich stark auf die Thymusdrüse aus und ist somit bei Lympherkrankungen empfehlenswert. Thymianöl regt das Denkvermögen an und nützt vor allem Menschen, denen es an geistiger Klarheit fehlt. Es gibt

weiße und rote Thymiansorten; aus beiden Sorten wird
ätherisches Öl hergestellt. Roter Thymian wirkt etwas
stärker, wohingegen weißer ein bißchen besser riecht.

VETIVER (Vetiveria zizanoides)
Deutlichkeit – Schutz der angeborenen, natürlichen
Weisheit
Dieses Öl ist Yang, und der herrschende Planet ist der
Merkur.
Es gibt kein essentielles Öl, das beruhigender wirkt als
dieses. Es wirkt stark auf das Sonnengeflecht ein. Vetiver
wird Ihnen helfen, negative Erfahrungen zu vergessen und
zu überwinden. Außerdem fördert das Öl die Wundheilung und verhindert Infektionen, was besonders bei Verletzungen, die man sich auf der Straße zuzieht, wichtig ist.

WACHOLDER (Juniperus communis)
Schutz und Befreiung
Dieses Öl ist Yang, der herrschende Planet heißt Jupiter.
Das essentielle Öl der Wacholderbeere ist ein stark entwässerndes Mittel. Es fördert die Menstruation und regt
die Bildung von Verdauungssäften an. Wacholderöl kann
gut in Massageöl verwendet werden, um lokale Ödeme zu
lindern. Wacholder ist auch ein gutes Schutzmittel, besonders für Menschen, die in kritischen Momenten so nervös
werden, daß sie weder sprechen noch handeln können. Als
Verdünnung ist das Öl vor Prüfungen oder Bewerbungen
zu empfehlen. Darüber hinaus wirkt es auf den Eiweiß-
Stoffwechsel ein, hilft bei Vergrößerung der Prostata und
reinigt die Nieren.

WEIHRAUCH (Olibanum – Boswellia carterii)
Pforte zum Universum
Dieses Öl ist Yang und hat die Sonne als herrschenden
Planeten.

Weihrauch wird oft in religiösen Zeremonien verwendet. Er reinigt nicht nur die verunreinigte Luft, sondern auch die Seele. Weihrauchöl wirkt beruhigend und erhöht die Abwehrkräfte. Ein Tropfen genügt, um die Aura gegen schlechte Einflüsse zu schützen. Auch für Asthmapatienten, die immer dann einen Anfall bekommen, wenn Sie das Gefühl haben, daß ihnen alles über den Kopf wächst, ist es ein ausgezeichnetes Mittel. Wegen seiner reinigenden Kräfte ist Weihrauch auch zur Behandlung von Lebervergiftungen sehr wirkungsvoll.

YLANG-YLANG (Cananga odorata)
Wahrheit – Ich Bin – Raum für sich selbst
Dieses Öl ist Yin, und der herrschende Planet ist Venus. Dieses blutdrucksenkende Öl verlangsamt den Herzschlag, die Atmung und die Reflexe. Somit ist Ylang-Ylang auch ein besonders beruhigendes Mittel. Es ist für nervöse Aknepatienten sehr gut geeignet. Durch seine antiseptische und wundheilende Wirkung verschwindet die Akne oftmals schnell.

Ylang-Ylang regt die Bildung der weiblichen Geschlechtshormone an und wird häufig als Aphrodisiakum eingesetzt.

Sein wunderbarer, exotischer Duft eignet sich besonders für die Badewanne oder das Schlafzimmer. Früher wurde dieses Mittel auch oft im Boudoir verdunstet.

ZEDERNHOLZ (Cedrus atlantica)
Kraft
Die Zeder ist Yin, und der zugehörige Planet ist Uranus. Das Holz der Zeder wurde früher zum Bau von Tempeln verwendet, weil der Zederbaum Kraft, Sicherheit und Spiritualität ausstrahlt. Das essentielle Öl ist dickflüssig und wirkt zwar langsam, aber sehr stark auf tieferliegende chronische Probleme ein. Dieses Öl fördert die Lymphzir-

kulation und wirkt daher teilweise entwässernd. Zedernholz ist ein leichtes Aphrodisiakum und gut für Haut und
Haare. Ich wende es in Kombination mit Wacholderbeere
erfolgreich bei Nierenbeckenentzündungen an. Außerdem
bringt es Dünndarm und Lungen ins Gleichgewicht.

ZIMT (Cinnamomum zeylanicum)

Zimtöl ist Yang, und der herrschende Planet ist die Sonne.
Aus dem Zimtbaum werden zwei Öle gemacht. Das Öl
des Zimtblattes wirkt auf alle unsere rhythmischen
Abläufe wie beispielsweise die Atmung und den Kreislauf.
Das Öl der Rinde wirkt auf die Verdauung und auf die
Schleimhäute. In ihrer Wirkung gleichen sich die beiden
Öle zwar sehr, jedoch ist das Öl aus der Rinde viel aggres-
siver, und man sollte vorsichtig damit umgehen.

Zimtöl ist ein starkes Antisepticum, das bereits in der
Bibel eingesetzt wurde, um Wasser trinkbar zu machen.
Zimt fördert die Durchblutung des Gewebes und stimuliert Herz und Kreislauf. Auch wirkt er sich besonders
günstig auf Darminfektionen und Darmprobleme aus.
Wird Zimt im Raum verdampft, säubert er selbst stark
verunreinigte Luft und lindert Grippe und Erkältungen.

Zimt ist auch ein Bestandteil des heiligen Öles, denn er
schützt den Menschen vor Krankheiten und Parasiten.
Darüber hinaus stärkt Zimt die Psyche und ist somit für
den etwas labilen Menschen höchst heilsam.

ZITRONE (Citrus limonum)
Schönheit und Humor

Die Zitrusöle sind Yang, und der herrschende Planet ist die
Sonne.

Alle Zitrusöle geben Energie und wirken stärkend. Darüber hinaus sind sie antiseptisch, blutreinigend und wirksam bei rheumatischen Erkrankungen. Sie reinigen die
Blutgefäße (beispielsweise bei Gefäßverkalkung und

Gicht) und sind gut bei Blutarmut und Infektionen. Zitronenöl regt den Körper dazu an, mehr weiße Blutkörperchen zu produzieren.

»Schwarzseher« und Menschen, die immerzu müde sind, sollten viel Zitronenöl gebrauchen, denn es sorgt für eine Belebung des Lebermeridians. Indem Sie sich selbst (oder auch gebraucht gekaufte Kleidung oder Schmuck) mit warmem Wasser und Zitronensaft beziehungsweise Zitronenöl waschen, entfernen Sie alle negativen Energien. Ich verwende Zitronenöl auch oft in Verbindung mit Rosmarin, um die Schilddrüse zu stimulieren. Es ist ein gutes Öl, um die Leber zu reinigen, und es hilft bei Milzleiden.

ZITRONENMELISSE (Melissa officinalis)
Ruhe
Dieses Öl ist Yang und hat Jupiter als herrschenden Planeten.

Zitronenmelisse wird von Imkern eingesetzt, um sicherzustellen, daß die Bienen in ihr »Heim« zurückfinden können. So gebrauchen wir das essentielle Öl der Zitronenmelisse, um wieder zurück zu uns selbst zu finden. Es ist ein gutes Mittel, um uns ruhiger zu machen und uns außerdem sowohl körperlich als auch geistig zu stärken.

Besonders geeignet ist die Zitronenmelisse für Menschen, die eine depressive Veranlagung haben und nicht gut einschlafen können, weil sie Angst haben, die Kontrolle über ihr Leben zu verlieren.

Die Zitronenmelisse dient auch depressiven Menschen mit Herz- und Kreislaufproblemen. Kurzum, sie trägt dazu bei, sich stärker im Körper zu zentrieren. Melisse – zusammen mit Kamille – ist ein hervorragendes Mittel gegen Allergien. Ferner verwende ich dieses Öl auch zur Behandlung seelisch bedingter Verstopfung und wegen seiner Wirkung auf die Hypophyse. Verdünnt trägt Melisse dazu bei, Schwangerschaften gut verlaufen zu lassen, und sie hilft bei kleinen Jungen, die Hodensenkung aus der Bauchhöhle zu erleichtern. Auch ist das Melissenöl ein ideales Mittel zur Regulierung fettiger Haut.

ZYPRESSE (*Cupressus sempervirens*)
Kummer

Dieses Öl ist Yin und hat den Saturn als herrschenden Planeten.

Das essentielle Öl der Zypresse kräftigt die Gefäßwände und hilft deshalb besonders bei Hämorrhoiden und Krampfadern. Es wirkt gefäßverengend, besonders auf die Kapillaren. Der Gebrauch des Zypressenöls ist bei allen Blutungen und bei Menstruationsproblemen zweckmäßig. Auch gegen übermäßiges Schwitzen wirkt dieses Öl sehr gut. Einen Hustenanfall kann man durch ein paar Tröpfchen auf das Kopfkissen lindern.

Die Zypresse – ein Symbol für ewiges Leben – findet man oft auf Friedhöfen, wo sie daran erinnert, daß der Tod nicht das Ende des Lebens bedeutet. Zypressenöl ist eine Stütze in Krisenzeiten des Lebens; beispielsweise kann es helfen, die Trauer um den Verlust eines lieben Menschen zu verarbeiten.

In meiner Praxis gebrauche ich dieses Öl ferner wegen seines Einflusses auf die Nebenschilddrüse sowie bei Pfortaderverstopfung und Hodenentzündung (beispielsweise durch ein Trauma hervorgerufen).

DIE ANWENDUNG ESSENTIELLER ÖLE

Es gibt zahlreiche Möglichkeiten, essentielle Öle einzusetzen. Im folgenden habe ich einige aufgelistet, aber sicherlich gibt es noch viele andere. Die Art der Anwendung hängt von den Beschwerden, dem Ziel und von Ihren Möglichkeiten ab.

Im Bad
Nehmen Sie nicht mehr als neun Tropfen eines reinen essentiellen Öles oder einer Mischung aus essentiellen Ölen. Träufeln Sie die Tropfen in das warme Badewasser. Handelt es sich um ein Öl, das sich nur schwer in Wasser löst, so können Sie es zunächst mit etwas Milch oder Alkohol mischen (dabei können Sie reinen Alkohol ebensogut verwenden wie Branntwein oder Schnaps). Nehmen Sie für Kinder niemals mehr als fünf Tropfen.

In Kompressen
Mischen Sie sechs Tropfen Öl mit einem Teelöffel Milch und verdünnen Sie dieses Gemisch mit einem Schälchen Wasser. Tauchen Sie ein Baumwolltuch in diese Mischung ein und legen Sie es auf die schmerzende Stelle. Lassen Sie das Tuch etwa eine halbe Stunde lang liegen. Wenn nötig, können Sie die Behandlung wiederholen. Gebrauchen Sie Eiswasser für eine kalte Kompresse, wie sie beispielsweise nach einem Sturz benötigt wird. Für warme Kompressen sollten Sie warmes Wasser benützen (es darf aber nicht zu heiß sein).
Auch für Kinder sind Kompressen sehr gut geeignet, nehmen Sie dabei aber nicht mehr als vier Tropfen.

In Lehmkompressen
Mischen Sie sechs Tropfen Öl mit Heilerde, die sie mit
kaltem oder warmen Wasser anrühren. Legen Sie diese
Mischung auf die gewünschte Stelle und lassen Sie sie dort
mindestens zwanzig Minuten lang einwirken.
Man kann sowohl Lehmkompressen als auch einfache
Kompressen auch auf das Gesicht legen; nehmen Sie in
diesem Fall jedoch nie mehr als drei Tropfen essentielles
Öl.

In Leinsamenpackungen
Mischen Sie einen Eßlöffel zerstoßenen Leinsamen mit
dreimal soviel Wasser. Lassen Sie das Ganze kurz stehen,
bis eine geleeartige Masse entsteht. Fügen Sie dann einige
Tropfen essentielles Öl zu. Nehmen Sie jedoch nicht mehr
als drei für das Gesicht und nicht mehr als neun für den
Körper.

In Massageöl
Lösen Sie das essentielle Öl in einem Pflanzenöl auf. Nur
über das Pflanzenöl ist die Haut in der Lage, die kräftigen
essentiellen Öle aufzunehmen. Wenn nicht anders verordnet, können Sie für den Körper eine Mischung mit zehn
Prozent essentiellem Öl anwenden, für das Gesicht nehmen Sie eine bis zu dreiprozentige Lösung. Diese Angaben
gelten für Erwachsene, für Kinder empfehle ich entspre-
chend drei- und einprozentige Gemische.
Eine weitere Möglichkeit, ein ausgeglichenes Massageöl
herzustellen, ohne dafür zuviel essentielles Öl zu verschwenden ist die folgende: Man nimmt ein 30-ml-Fläsch-
chen, füllt es mit einem pflanzlichen Öl und fügt fünfzehn
Tropfen essentielles Öl hinzu, (oder ein 50-ml-Fläschchen
mit fünfundzwanzig Tropfen. Bei einem 20-ml-Fläsch-
chen braucht man etwa zehn Tropfen).

Äußere Anwendungen

Die essentiellen Öle können auch äußerlich angewendet werden. Vor allem auf Reflexzonen- oder Akupunkturpunkten ist ihre Wirkung sehr stark. Nehmen Sie aber niemals mehr als einige Tropfen. Hier sollten Sie wirklich vorsichtig sein, denn die essentiellen Öle können sehr starke Reaktionen verursachen, und die starke Durchblutung könnte Ihrer Haut Probleme bereiten.

Inhalation

Träufeln Sie vier Tropfen essentielles Öl in eine Tasse heißes Wasser (kurz vor dem Siedepunkt). Wenden Sie dann die traditionelle Methode an, bei der Sie sich, mit einem Handtuch über dem Kopf, über das Wasser beugen und tief atmen (Bauch- und Flankenatmung).

Lösungen

Man kann Lösungen in destilliertem Wasser, Essig, Wasser, Alkohol, Schnaps oder Branntwein herstellen.

Mischen Sie die gewünschte Menge essentielles Öl mit einer der Flüssigkeiten und bewahren Sie diese Mischung in einem dunkelgetönten Glasfläschchen auf.

Im allgemeinen halte ich mich hier an die gleichen Mischungsverhältnisse wie bei den Lösungen in Pflanzenöl (siehe Seite 49).

Innere Anwendungen

Die essentiellen Öle können, mit Hilfe einer Kapsel oder in Honig gelöst, eingenommen werden. Wenn nicht anders verordnet, sollten Sie pro Anwendung nicht mehr als drei Tropfen einnehmen und dies höchstens fünfmal am Tag wiederholen.

Wenn Sie essentielle Öle innerlich anwenden wollen, müssen Sie absolut sicher sein, daß es sich um hundertprozentig natürliche Öle handelt, die frei von synthetischen

Zusätzen sind. Es ist sehr schwierig, dies zu unterscheiden, und wenn Sie zweifeln, sollten Sie auf die Einnahme verzichten. Durch die Einnahme synthetischer Öle können sich Krankheiten verschlimmern, und es kann zu starken Verdauungsstörungen oder sogar zu inneren Entzündungen kommen. Viele Menschen empfinden die innere Anwendung essentieller Öle als unangenehm und zu direkt. In meiner Praxis verwende ich daher meist Tinkturen, die den Bach-Blütenessenzen ähneln, aber eine größere Skala an Kräutern haben.

In Mundwasser
Nehmen Sie vier Tropfen essentielles Öl auf einen Eßlöffel Milch oder Weinbrand und mischen Sie das Ganze mit einem Glas warmen Wasser. Gurgeln Sie höchstens viermal am Tag.

Verdunsten
Man kann die essentiellen Öle auch verdunsten. Hierfür sind im Handel spezielle Duftlampen erhältlich. Diese Aromalampen gibt es in der einfachen Ausführung, mit Teelicht, oder als elektrische Verdunster mit Thermostat. Es kommen zur Zeit immer mehr neue Arten von Duft- und Aromalampen und elektrischen Verdunstern auf den Markt. Die teuren Verdunster sind zur Behandlung der Atemwege sehr empfehlenswert, da sie die Wirkung der essentiellen Öle kaum beeinträchtigen. Welche Wahl Sie treffen, hängt jedoch hauptsächlich von Ihrem Geldbeutel und von Ihrem Ziel ab.

Als Parfum
Zur Stärkung und zum Schutz Ihrer Aura können Sie essentielle Öle pur, also quasi als Parfum, verwenden. Träufeln Sie einfach einige Tropfen auf Ihr Taschentuch, und schon werden Sie die himmlische Wirkung spüren.

Als Creme

Vermischen Sie die gewünschte Menge essentielles Öl mit Bienenwachs oder einem Fett; das ergibt eine wunderbare Creme. Sie können verschiedenste Cremes selber machen, aber ebenso eine neutrale, nicht parfümierte Creme als Basis verwenden.

Als Verdünnung

Sie können die essentiellen Öle durch Verdünnung zu einem Blütenheilmittel machen, das in erster Linie auf den Geist und auf das Hormonsystem einwirkt. Aber unterschätzen Sie die Wirkung nicht. Ich habe viele gute Ergebnisse mit essentiellen Ölen in Verdünnungen erlebt. Man nimmt ein 30-ml-Fläschchen und füllt es mit 5 ml reinem Alkohol (wählen Sie eine Sorte, die man innerlich anwenden kann). Dann fügt man zwei bis drei Tropfen des gewünschten essentiellen Öles hinzu und füllt den Rest mit Brunnenwasser auf. Nehmen Sie hiervon viermal täglich fünf Tropfen.

In Luftbefeuchtern

Es gibt im Handel spezielle Geräte, die die Raumluft befeuchten. Dem darin enthaltenen Wasser können Sie einige Tropfen essentielles Öl hinzufügen. Und natürlich können Sie auch einige Tropfen in die Wasserbehälter geben, die an der Heizung hängen.

Im Tongefäß

Im Handel sind Tongefäße erhältlich, die durchlässig für essentielle Öle sind. Hierbei sickert das essentielle Öl in den Ton und verdunstet dann langsam. Diese Tontöpfchen sind vor allem für die Toilette und das Kinderzimmer geeignet.

Im Essen

Sie können essentielle Öle im letzten Stadium des Kochens oder Backens über die Speisen träufeln. Man kann sich hier viele Möglichkeiten ausdenken und seiner Phantasie freien Lauf lassen. Es schmeckt sehr gut und ist gesund.

Zum Mitnehmen

Sie können jederzeit ein Fläschchen essentielles Öl in Ihrer Tasche mitnehmen. Es wird einen Einfluß auf Ihre Aura haben.

In Shampoos und Seifen

Es gibt zahlreiche Kosmetikartikel, die bereits mit essentiellen Ölen versetzt sind. Allerdings können Sie auch unparfümierte Kosmetikartikel wie flüssige Seifen, Shampoo, Deos und so weiter kaufen, denen Sie dann die gewünschten essentiellen Öle selbst zufügen.

PFLANZLICHE ÖLE

◆

Alle ölartigen Substanzen, die aus Pflanzen gewonnen werden, sind pflanzliche Öle. Es gibt zwei Arten von Pflanzenölen, nämlich flüchtige Öle (essentielle Öle) und nicht flüchtige, fettere Öle. Die Anwendung flüchtiger Öle wird *Aromatherapie* genannt. Flüchtige Öle lösen sich gut in nicht flüchtigen Ölen auf, die daher auch vielfach in der Aromatherapie eingesetzt werden. Die flüchtigen Öle lösen sich auch in der Luft, wodurch wir sie so gut riechen können. Die nicht flüchtigen Öle haben einen wesentlich schwächeren Duft. Alle pflanzlichen Öle haben ihren eigenen Charakter. Deshalb ist es auch notwendig, an dieser Stelle etwas genauer darauf einzugehen. Zur Verdünnung essentieller Öle ist ein Pflanzenöl einem Mineralöl auf jeden Fall vorzuziehen. Mineralöle werden aus Erdöl gewonnen und unterscheiden sich in ihrer Zusammensetzung völlig von pflanzlichen Ölen. Auch tierische Fette sollte man lieber meiden. Sowohl tierische als auch mineralische Öle bestehen vorwiegend aus gesättigten Fettsäuren. Daher können sie auch kaum oder gar nicht von der Haut aufgenommen werden, und bei innerlicher Anwendung hat der Körper Schwierigkeiten, sie zu verdauen. Sie schweben lange in der Blutbahn und können sich dann an bestimmten Stellen festsetzen. Die Folge davon ist, daß der Mensch »Fett ansetzt« und für Herz- und Gefäßerkrankungen anfällig wird.

Pflanzenöle brauchen wir, da sie Stoffe enthalten, die dazu beitragen, unser Gewebe und unsere Organe zu schützen. Auch brauchen die isolierenden Schichten, die um die Nerven liegen, pflanzliche Öle. Außerdem sind diese Öle eine große Hilfe für den Zellstoffwechsel, und wir brauchen Fette auch als Isoliermaterial, um unsere Körpertemperatur im Gleichgewicht zu halten. Wie wichtig diese Öle für uns sind, mag auch anhand des folgenden Beispieles klar werden. Muttermilch enthält viel Vitamin E und mehrfach ungesättigte Fettsäuren. Kuhmilch dagegen ist ganz anders zusammengesetzt. Babys, die mit Kuhmilch anstatt mit Muttermilch gefüttert werden, bekommen leicht Schwierigkeiten mit Asthma und Ekzemen. Diese Probleme lösen sich, wenn Sie ein bißchen Pflanzenöl in die Nahrung mischen.

Pflanzenöle enthalten eine Kombination aus Glycerol und Fettsäuren, Lezithine, Cholesterin, mehrfach ungesättigte Fettsäuren und Vitamine.

Die Kombination aus Glycerol und Fettsäuren sorgt dafür, daß der Nahrungsbrei länger im Magen bleibt und so besser verdaut werden kann. Im Prinzip ist diese Kombination nicht wasserlöslich, aber mit Hilfe unserer Verdauungssäfte können die beiden Stoffe getrennt werden und sind dann ohne weiteres in Wasser und in unserem Blut löslich. Dies geschieht jedoch erst im Zwölffingerdarm, da dieser Verdauungsprozeß unter Einfluß der Verdauungsenzyme stattfindet, die in der Bauchspeicheldrüse gebildet werden.

Lezithin ist nötig, um Fette gut verdauen zu können. Es besteht aus Phosphor, Fettsäuren, Glycerol, zwei Vitaminen des B-Komplexes, Cholin und Inosit. Lezithin ist notwendig, um die Fette flüssig zu halten und Galle zu bilden; es ist für das Gehirn, die Leber, die Nieren, das Herz und die Nerven wichtig. Ferner verhindert Lezithin, daß sich Cholesterin an den Gefäßwänden festsetzt und sich Gallensteine bilden.

Cholesterin wird für die Bildung von Gallensalzen und Vitamin D benötigt, ferner zur Produktion von Adrenalin und Geschlechtshormonen. Es besteht aus Fettsäuren und Alkohol, und es ist wichtig, daß die beiden Lipoide (Cholesterin und Lezithin) gleichgewichtig vorhanden sind, was nur bei den pflanzlichen Fetten der Fall ist. Pflanzenöle sind reich an mehrfach ungesättigten Fettsäuren. Diese sind auch als Vitamin F bekannt und bestehen aus Arachidon-, Linol-, Linolen- und Ölsäure. Die ungesättigten Fettsäuren sind wichtig, da sie in der Lage sind, andere Moleküle aufzunehmen; sie sind leicht verdaulich und haben einen hohen Nährwert. Da sich diese Säuren jedoch sehr leicht mit Sauerstoffmolekülen verbinden, werden sie leicht ranzig. Ranzige Öle sind giftig, und man kann sie daher nicht mehr verwenden.

Pflanzenöle enthalten, in mehr oder weniger großer Menge, die fettlöslichen Vitamine A, D, E, F und K. Vitamin A brauchen wir für unsere Augen und um unsere Widerstandskräfte gegen Krankheiten zu erhalten. Außerdem unterstützt es das Wachstum des Gewebes, der Haut und der Knochen. Vitamin D ist wichtig für die Absorption von Phosphor und Calcium, die zur Bildung unserer Knochensubstanz unentbehrlich sind. Auch ist Vitamin D zur Erhöhung unserer Abwehrkräfte gegen Infektionen wichtig. Vitamin E schützt uns vor Luftverschmutzungen, verhindert Narbenbildung nach Verletzungen, hält den Körper jung, liefert Sauerstoff und steigert die Ausdauer; außerdem ist es gut für das Blut und fördert die Heilung. Vitamin K brauchen wir zur Blutgerinnung.

Da alle Pflanzenöle einen eigenen Charakter haben, will ich hier einige beschreiben. Die Funktionen, die ich aufführe, gelten sowohl für den innerlichen als auch für den äußeren Gebrauch. Die Haut ist nämlich in der Lage, Pflanzenöle gänzlich aufzunehmen. Nach einiger Zeit lassen sie sich dann im Körper nachweisen.

SÜSSES MANDELÖL

Ebenso wie der Pflaumen-, der Pfirsich- und der Kirschbaum, ist auch der Mandelbaum ein Mitglied der Rosenfamilie. Daher sind die Wirkungen des süßen Mandelöles mit denen das Pfirsichkern-, Pflaumenkern-, Kirschkern- und, nicht zu vergessen, denen des Aprikosenkernöles vergleichbar.

Das süße Mandelöl ist reich an Vitamin A und B, außerdem an Kalium, Phosphor, Kalzium, Magnesium, Schwefel, Natrium und Eisen.

Mit Wasser gemischtes Mandelöl (Mandelmilch) ähnelt in vielem der Muttermilch und ist somit auch hervorragend zur Ernährung von Säuglingen geeignet.

Indikation

Es ist ein leicht abführendes, milderndes Mittel, gut gegen Reizhusten, Reizungen des Verdauungstraktes, Brustbeschwerden, Blasen- und Nierenkrankheiten, Schürfwunden, Ohrenschmerzen und Säuglingsekzeme. Es schützt vor Sonnenstrahlen und Licht, ist ein unschädliches Bleichmittel und gut gegen rauhe, rissige Haut.

Seien Sie vorsichtig mit dem Gebrauch von bitterem Mandelöl. Dieses Öl wird nicht durch Pressung, sondern durch Wasserdampfdestillation der Bittermandel gewonnen. Es enthält Enzyme, Benzaldehyde und Blausäure. In kleinen Mengen kann es bei Benommenheit heilsam wirken und Ungeziefer vertreiben, aber gehen Sie vorsichtig damit um!

Süßes Mandelöl ist eines der gebräuchlichsten Öle in der Aromatherapie. Es ist ein sehr linderndes, neutrales Öl. Aber ein Übermaß an Mandelöl oder der falsche Gebrauch kann zu Flecken auf der Haut und zu Schleimhautreizungen führen.

WEIZENKEIMÖL
Enthält viel Vitamin B, E und F.

Indikation
Weizenkeimöl schützt vor Verhärtungen der Arterien, hilft bei Problemen des Nervensystems. Es ist äußerlich und innerlich anwendbar, gut für den Darm und gegen Müdigkeit, weil es das Gewebe vitalisiert. Außerdem ist es heilsam bei Hautkrankheiten, besonders bei Schuppenflechte. Weizenkeimöl wird in meiner Praxis häufig verwendet, um zu verhindern, daß andere Pflanzenöle ranzig werden. Da Weizenkeimöl viel Vitamin F enthält, wirkt es als Antioxidationsmittel, solange es nicht erwärmt wird. Zum Beispiel ergeben 5 ml Weizenkeimöl, 25 ml süßes Mandelöl und 5 Tropfen essentielles Öl ein gutes Massageöl, das man lange verwenden kann. Pures, nur mit essentiellem Öl gemischtes Weizenkeimöl verwende ich selten, da es sehr schwer ist und leicht in die Augen dringen kann. Der falsche oder übermäßige Gebrauch von Weizenkeimöl kann zu Augenirritationen und Schleimhautentzündungen führen.

ROGGENKEIMÖL
Dieses Öl hat die gleichen Indikationen wie das Weizenkeimöl, und auch seine Struktur ist ähnlich. Allerdings ist Roggenkeimöl weniger irritierend für die Augen, es entschlackt etwas mehr und eignet sich besonders gut für dicke, schlecht durchblutete Haut. Auch für die Männerhaut ist dieses Öl sehr geeignet. Leider ist es manchmal schwierig, das Öl im Handel zu bekommen.

OLIVENÖL
Das beste Olivenöl ist das sogenannte Virgin Oil. Es wird durch die schonende Pressung der frisch gepflückten

Frucht gewonnen. Dieses Öl stammt also direkt aus dem Fruchtfleisch der Olive.

Olivenöl ist eines der reinsten Öle, die man bekommen kann. Es wird vollständig verdaut und somit vollständig vom Körper aufgenommen. Da man von Olivenöl nicht dick wird, ist es auch besonders jenen zu empfehlen, die abnehmen wollen.

Auch zum Kochen, Backen und Braten ist Olivenöl sehr gut brauchbar, denn alle mit Olivenöl zubereiteten Speisen behalten ihr eigenes Aroma. Auch fördert dieses Öl die Bildung von Verdauungssäften, wodurch der Appetit angeregt wird, und es stärkt die gesamte Konstitution.

Indikation

Das Öl eignet sich für alle Darmbeschwerden, für Verdauungsprobleme bei Säuglingen, für alte und kranke Menschen; es wirkt leicht abführend, heilt Geschwüre und Entzündungen sowohl äußerlich als auch im Magen-Darmbereich; es ist gut gegen Wurmbefall und bei Gelenkerkrankungen, es lindert Brand- und Schürfwunden, pflegt rissige, rauhe Haut und ist heilsam bei Erkältungen.

Ich setze Olivenöl bei jenen Menschen ein, die entschlackt werden müssen, und gebrauche es, um die Wirkung von entschlackenden, reinigenden essentiellen Ölen zu unterstützen. Dieses Öl kann Symptome wie schuppige Haut oder Ekzeme zunächst verschlimmern, was jedoch darauf hindeutet, daß der Entschlackungsprozeß zu schnell vor sich geht. In diesem Fall sollten Sie die Olivenölmenge in Ihrer Mischung herabsetzen und es teilweise durch ein anderes Öl, beispielsweise Mandelöl, ersetzen. Auch kann es manchmal zu unangenehmen Ausscheidungen der Schleimhäute und der Augen kommen.

MAISKEIMÖL

Maiskeimöl ist das mildeste Öl, das es gibt, und es wirkt vor allem schmerzlindernd. Es enthält viel Öl-, Linol- und Arachidsäure, sowie Vitamin E, aber auch Palmitin- und Stearinsäure. Diese sorgen dafür, daß das Öl nicht zu schnell in die Haut einzieht. Maiskeimöl ist für die Massage und bei Hautleiden empfehlenswert.

Indikation

Maiskeimöl ist gut gegen Migräne, Heuschnupfen, Allergien, Hauterkrankungen, Asthma, trockenes Haar und nässende Ekzeme. Ich gebrauche Maiskeimöl häufig für die empfindliche, dünne Haut und vor allem bei nässenden und offenen Hauterkrankungen wie zum Beispiel bei Akne und Ekzemen.

Wenn Sie auf eine bestimmte Tocopherolverbindung in chemischen Pflanzenschutzmitteln allergisch reagieren (Tocoferol besteht, einfach gesprochen, aus vier verschiedenen Verbindungen, die das Vitamin E bilden), kann diese Allergie auch bei Weizenkeimöl auftreten.

SOJAÖL

Sojaöl ist reich an Vitaminen und Mineralstoffen. Es ist das Öl, das am meisten Zink enthält. Es ist somit für alle Patienten geeignet, denen man auch ein Zinkpräparat verabreicht. Dieses Öl zieht sehr schnell in die Haut ein.

Indikation

Sojaöl ist ein Stärkungsmittel, das vor allem für Kinder oder ältere Menschen, die sich von einer Krankheit erholen, hilfreich ist. Es ist gut für die Muskeln und besonders für Patienten zu empfehlen, die unter Appetitlosigkeit leiden, da es einer Unterernährung entgegenwirkt. Auch als Ergänzung zur vegetarischen Ernährung, und für alle, die einen gesteigerten Eiweißbedarf haben, wie Sportler, schwer körperlich arbeitende Menschen und schwangere oder stillende Frauen ist dieses Öl empfehlenswert. Ich verwende Sojaöl oft für Patienten in der Heilungsphase und für schwache Menschen. Es kann vorkommen, daß Probleme mit der Hornhaut auftreten, wie beispielsweise Schuppenbildung oder brüchige Nägel und Haare, oder daß sogar Entzündungen entstehen. Dies zeigt, daß der Patient noch eine große Menge an Schlacken und Abfallstoffen im Körper hat.

SESAMÖL
Es enthält viel Protein, Kalk, Phosphor, viel Lezithin, Cholin, Inosit und Vitamine.

Indikation
Das Öl ist gut gegen Rheuma und Hauterkrankungen. Es ist ein relativ trockenes Öl und eignet sich vor allem bei nässenden Hauterkrankungen, Durchfall, Nervenerkrankungen, Nervosität und Überspanntheit.

Falls sie Penicillin einnehmen müssen, sollten Sie nebenher auch Sesamöl zu sich nehmen, da es ein guter Träger für das Penicillin ist. Dieses wirkt dann besser, und man braucht weniger davon. Um zu verhindern, daß während der Penicillinbehandlung die Darmflora angegriffen wird, sollten Sie gleichzeitig Molke (Molkosan) einnehmen.

In meiner Praxis setze ich Sesamöl hauptsächlich ein, um Patienten, die mit Schwermetallen belastet sind, zu entschlacken. Außerdem benütze ich es, um Krankheiten zu behandeln, die durch Luft-, Boden- und Wasserverschmutzungen entstehen, was eine große Belastung des Bindegewebes mit chemischen Stoffen mit sich bringt.

SAFLORÖL
Es enthält viel Vitamin B, E und P und ist nahrhaft, ohne dick zu machen.

Indikation

Safloröl reinigt die Lungen, ist also heilsam bei Lungenerkrankungen und Atemnot. Auch ist es gut für die Herzund Blutgefäße, hilft bei Kreislaufproblemen, bei chronischen Degenerationserscheinungen, bei Gefäßverkalkung, Gelenkerkrankungen und Thrombose und beschleunigt die Zellteilung und die Neubildung von Gewebe. In meiner Praxis gebrauche ich Safloröl hauptsächlich zur Reinigung der kleinenBlutgefäße und für jene Patienten, die Probleme mit den Atemwegen haben.

ERDNUSSÖL

Dieses Öl wird aus dem Erdnußkern gewonnen. Es hat einen sehr hohen Nährwert (man nimmt davon zu), ist reich an Kalium, Kalk, Phosphor, Magnesium, Schwefel, enthält viel Vitamin B, vor allem B_6, Zink und darüber hinaus die Vitamine A, E, C und D. Die Wirkung dieses Öls ist mit der von Leinsamen- und Kürbisöl vergleichbar.

Indikation

Das Öl empfiehlt sich bei Akne, Gelenkerkrankungen, Hautleiden und Menstruationsbeschwerden, es ist stark abführend, gibt nach einer Krankheit neue Kräfte, regt die Hautdurchblutung an, harmonisiert die Organe und das Gewebe, ist gut für die Geschlechtsorgane und gegen wunde Beine, es wirkt sich günstig auf die Drüsen aus und ist bei Herz- und Gefäßerkrankungen zu empfehlen.

Ich gebrauche Erdnußöl vor allem bei Problemen, die mit einem Mangel an Vitamin B_6 zu tun haben, also vorwiegend bei hormonellen Störungen, wie beispielsweise Menstruationsbeschwerden oder bestimmten Formen der Akne. Ferner ist Erdnußöl hervorragend zur Reinigung der Lymphbahnen geeignet.

WALNUSSÖL

Das Walnußöl gleicht dem Erdnußöl sehr, es enthält aber mehr Vitamine. Außerdem wirkt es etwas spezifischer bei Pilz- und Parasitenbefall sowie bei Störungen der Hautflora.

Walnußöl reguliert den Blutzuckerspiegel und desinfiziert und reinigt den Darm. Außerdem reinigt es die Lymphe, vor allem in den Peyer-Plaques, und es ist ein Tonikum für die Blutgefäße im Gehirn. Somit ist dieses Öl besonders wertvoll für Menschen, die viel Kopfarbeit leisten und eine sitzende Lebensweise haben. Sie können Walnußöl auch einsetzen, um die Auflösung von Nierensteinen zu unterstützen, und es für die Augenpflege, insbesondere bei verschiedenen Starerkrankungen, anwenden.

SONNENBLUMENÖL

Es enthält viel Linolsäure, Palmsäure und Vitamin E.

Indikation

Sonnenblumenöl ist günstig bei Problemen mit dem Atmungsapparat und bei Gelenkerkrankungen; es ist gut für Nieren, Gallenblase und die Blutgefäße, verhindert Blutgerinnsel und Cholesterinablagerungen in den Blutgefäßen; es ist sehr gut für das Bindegewebe und empfiehlt sich somit zur Wundheilung. Auch wirkt dieses Öl degenerativen Erscheinungen entgegen und ist gut für die Geschlechtsorgane. Es ist ein Stärkungsmittel während der Schwangerschaft und für stillende Mütter, wirkt entwässernd und schleimlösend und empfiehlt sich außerdem bei Lungenerkrankungen und Erkältungen, denn es harmonisiert die Schleimhäute. Auch bei Husten, Halsentzündungen, Geschwüren, wunden Beinen, Hautausschlägen und für Kinder ist es empfehlenswert.

Ich setze Sonnenblumenöl hauptsächlich bei Erkrankungen ein, die Wärmezufuhr erfordern, wie beispielsweise Grippe, Erkältungen und Durchblutungsstörungen. Manchmal treten bei der Anwendung jedoch auch unangenehme Nebenwirkungen auf, vor allem bei Menschen, die ein schwaches Bindegewebe haben. Hier zeigen sich dann vermehrt geplatzte Äderchen, was zu unangenehmen Hautirritationen führen kann.

LEINSAMENÖL

Leinsamenöl ist eines der Öle, die sehr häufig in der Praxis gebraucht werden. Kaufen Sie nur das kaltgepreßte Öl; das ist in diesem Fall von besonderer Bedeutung. Das wärmebehandelte Öl wird hart, wenn es austrocknet. Es wird zur Härtung von Lacken benützt und ist für die Haut verständlicherweise ziemlich ungeeignet.

Das kaltgepreßte, etwas schleimige Öl bildet eine dünne Schutzschicht auf der Haut. Für die Heilung von Brandwunden ist es gut geeignet, und auch bei juckenden Hautproblemen wirkt es lindernd. Innerlich angewendet wirkt es abführend, und Sie können es gut bei Problemen des Magen-Darm-Traktes, etwa bei Entzündungen oder Krämpfen, verwenden. Leinsamenöl ist auch gut gegen fettige Haut und Furunkel, da es die Haut aufweicht. Mischt man Leinsamenöl mit anderen Ölen (wie beispielsweise Walnuß- und Sonnenblumenöl), so trägt es dazu bei, Phosphate, Oxalate, Milchsäuren, Nitrite, Gallensäuren und -salze sowie Harnsäuren und -salze aufzulösen, (was bei Muskelversteifungen, rheumatischen Krankheiten, sowie Nieren- und Gallensteinen wichtig ist).

Bei Entzündungen der Brustdrüsen kann eine Leinsamenpackung sehr wohltuend sein. Auch bei Blasenentzündungen ist Leinsamen sehr empfehlenswert. In diesem Fall sollten Sie Sitzbäder mit Zusatz von Leinsamenöl machen und einen Tee aus zerstoßenen Leinsamen trinken. Dieses Getränk ist sehr dickflüssig und schmeckt nicht gerade gut, aber es ist sehr heilsam.

REISKEIMÖL

Dieses Öl hat Ähnlichkeit mit Soja- oder Maisöl. Es ist von sehr feiner Struktur. Reiskeimöl ist eine gute Hilfe bei der Reinigung und Entschlackung von Haut und Bindegewebe. Auch für Patienten mit Blutdruckproblemen eignet es sich ausgezeichnet.

RIZINUSÖL

Dieses Öl wird zuweilen auch Kastoröl genannt, was aber einige Verwirrung stiftet, da es auch ein tierisches Kastoröl gibt, von dem hier jedoch nicht die Rede ist. Rizinusöl wird aus den Zweigen des Wunderbaumes gewonnen. Dieser schnellwachsende Strauch kommt vorwiegend in tropischen Gegenden und manchmal auch in subtropischen Ländern vor. Dieses Öl enthält viel Glyceride und Rizinussäure (gleicht der Linolsäure) und erinnert an Wachs oder Fett. Dennoch zieht es gut in die Haut ein. Rizinusöl wird häufig zur Herstellung von Kerzen und Seifen verwendet. In Kombination mit einem Emulgator ist es aber auch zur Hautreinigung sehr empfehlenswert.

AVOCADOÖL

Die Avocadofrucht wächst an einem hohen Strauch, der ursprünglich nur in Südamerika vorkam. Inzwischen werden Avocados jedoch in vielen Ländern angebaut.

Das Öl, das aus dieser Frucht gewonnen wird, ist für alle Hauttypen sehr bereichernd. Es enthält die meisten Vitamine (vor allem A, B, C und geringere Mengen E und F), viele ungesättigte Fettsäuren, Eiweiß und Mineralien. Das Öl ist ein mildes Antibiotikum, es bildet eine Schutzschicht auf der Haut und macht rauhe Haut wieder geschmeidig. Daher ist dieses Öl bei allen Hauterkrankungen günstig, die mit einer Verhärtung der Haut einhergehen, wie zum Beispiel Schuppenflechte, und es ist auch bei

Verhärtungen des Bindegewebes zu empfehlen. Da Avocadoöl eine enorme Tiefenwirkung hat, kann man es besonders gut zur Behandlung des Unterhautgewebes und gegen
viele Erkrankungen des Bindegewebes einsetzen.

KAKAOBUTTER UND KOKOSÖL

Bei beiden »Ölen« handelt es sich um Fette, die erst bei
Erwärmung flüssig werden. Sie können gut zur Herstellung von Cremes verwendet werden, was besonders in
unseren Breitengraden, in denen es nicht so oft warm wird,
zu empfehlen ist.

Kakaobutter und Kokosöl sind schützende Öle, die sehr
langsam in die Haut einziehen. Sie können vor allem als
Trägersubstanzen für Pomaden, Öle und Cremes verwendet werden, die lange auf der Haut bleiben sollen, wie
beispielsweise Sonnencremes.

HEILENDE ÖLGEMISCHE

Einige Kräuter, wie etwa das Johanniskraut, »fühlen sich
am wohlsten«, wenn sie mit einem Pflanzenöl vermischt
werden. Das essentielle Öl des Johanniskrautes ist nicht
sehr stabil und verdirbt schnell. Wird nun eine Alkoholtinktur daraus hergestellt, so kann das essentielle Öl nicht
gut wirken, da seine Wirkung durch den Alkohol beeinträchtigt wird.

Die folgenden Gemische verwenden zumeist Weizenkeimöl als Trägersubstanz, weil dieses Öl die Wirkung der
essentiellen Öle am besten verstärkt.

WURZELÖL

Dieses gelbe Öl hat eine intensive Farbe und macht unangenehme Flecken. Das essentielle Wurzelöl geht eine Verbindung mit dem Weizenkeimöl ein und hat, besonders in
Packungen und Wundverbänden, eine kräftige Wirkung.
Auch ist es für die innere Anwendung geeignet. Es enthält

Pinen, Terpene, β-Carotin, Isobutyl- und Palmitinsäure, Carotinoide, Pektine und viele Vitamine, besonders A und E.

Indikationen

Dieses Öl wirkt schmerzlindernd und entwässernd. Es reguliert die Darmfunktionen, löst Gase und wirkt abführend. Auch ist es ein gutes Stärkungsmittel, das bei chronischer Übermüdung, vermindeter Abwehrkraft und übermüdeten Augen, ebenso angewendet wird wie bei Erkrankungen der Gelenke, Hauterkrankungen und Blutarmut. Darüber hinaus empfehle ich es auch bei Leber- und Gallenkrankheiten, Rheuma und anderen Gelenkbeschwerden sowie bei Problemen mit den Atmungsorganen.

JOHANNISKRAUTÖL

Das rote Harz und die essentiellen Öle des Johanniskrautes lösen sich gut in Weizenkeimöl auf. Vermutlich hat diese Pflanze ihren Namen daher, daß sie etwa zur Zeit des Johannisfestes, nämlich um den 24. Juni herum, blüht. In einer Legende wird erzählt, daß das rote essentielle Öl dieser Pflanze das Blut von Johannes dem Täufer ist. Dieses Öl enthält viel Gerbstoff, Pektin, Cholin, Phytosterine, Glykoside und viele Mineralstoffe. Vergessen Sie nicht, daß der Gebrauch dieses Öles Sie sonnenempfindlicher macht.

Indikationen

Das Öl ist gut gegen Depressionen, Nervosität und Schlaflosigkeit, bei Nervenerkrankungen, Durchfall, Entzündungen, Menstruationsproblemen, Brandwunden, Rückenschmerzen und Hexenschuß, Muskelschmerzen und rheumatischen Beschwerden, und es hilft gegen Bettnässen.

ARNIKA

Arnikaöl enthält Cholin, Flavon, Vitamin-A-Verbindungen, Azulen, Inulin, Hefe, Kieselsäure und Bitterstoffe. Verwenden Sie dieses Öl nur äußerlich. Zwar gelangt es durch die Haut auch ins Blut, jedoch in sehr viel geringerem Maße. Dieses Öl aktiviert den Kreislauf so sehr, daß es sich ungünstig auswirken und sogar einen Herzstillstand auslösen könnte, wenn der Körper nicht genug Zeit hat, es zu verarbeiten. Auch könnten die Schleimhäute von Magen und Darm empfindlich darauf reagieren.

Indikationen

Äußerlich angewendet ist es ein wunderbares Mittel gegen Blutergüsse und kleine, oberflächliche Wunden (bei größeren Wunden ist Calendula besser). Auch hilft es bei Muskelschmerzen, Verstauchungen, Gicht, Gelenkschmerzen und Rheuma.

CALENDULA

Dieses, aus der Ringelblume gewonnene, lindernde Öl, ist besonders gut zur Wundbehandlung geeignet. Es enthält viele fettlösliche Bestandteile, Carotinoide, Bitterstoffe, Saponine, Flavonide, Glykoside und Harze.

Indikationen

Calendula hilft bei Pilzbefall, Schnittwunden und blauen Flecken. Innerlich wirkt es sich lindernd auf Entzündungen des Magen-Darm-Traktes aus, hilft bei Verdauungsproblemen, Gallenblasen- und Leberleiden, Menstruationsproblemen, Brandwunden, Krampfadern und Hämorrhoiden, bei lymphatischen Erkrankungen und Hautleiden. Bei den genannten Beschwerden kann Calendula eigentlich noch besser äußerlich angewendet werden, indem man Kompressen oder Lehmpackungen anfertigt und sie auf die Reflexzonen legt.

ALOE VERA

Eigentlich handelt es sich hierbei nicht um ein Öl, sondern um eine geleeartige Substanz. Diese wird durch die Kaltpressung einer kaktusähnlichen Pflanze gewonnen. Das Gelee übernimmt einen Schutzmechanismus für den Fall, daß die Pflanze beschädigt wird. Würde das Gelee die Verletzung nämlich nicht sogleich abdichten, so würde die Pflanze in der Wüstenhitze schnell austrocknen.

Aloe Vera wirkt schmerzlindernd, tötet Bakterien ab und beschleunigt die Blutgerinnung und die Zellteilung.

Indikation

Aloe Vera eignet sich hervorragend zur Behandlung von Sonnenbrand (das Gelee bildet eine gummiartige Schutzschicht auf der Haut, die weiteres Austrocknen verhindert und schmerzstillend ist); es hilft bei Brandwunden, trockenen Ekzemen und Insektenstichen. Auch trägt es in Verbindung mit einem essentiellen Öl der Melaleuca-Familie (Eukalyptus, Nelke, Niaouli und Teatree) dazu bei, die Nebenwirkungen von Röntgenstrahlen abzumildern.

Am wichtigsten ist Aloe Vera zur Reinigung des Lymphsystems. Trotz richtiger Diagnose und richtiger Auswahl der Heilmittel ist es möglich, daß das Lymphsystem eines Patienten so verunreinigt ist, daß es zu Komplikationen während der Behandlung kommt. In diesem Fall ist Aloe Vera sehr zu empfehlen.

NACHTKERZENÖL

Dieses Öl wird auf dem Markt zumeist als ein mit Saflor- und Leinsamenöl oder Weizenkeimöl gemischtes Präparat angeboten und ist auch in Kapselform erhältlich. Ab und zu ist auch das reine essentielle Öl zu bekommen, aber es ist zumeist sehr teuer.

Dieses Öl ist für die Naturheilkunde von großer Bedeutung. Es wird hauptsächlich bei Menstruationsbeschwerden eingesetzt, vor allem bei unregelmäßiger Menstruation und bei schmerzhaften Spannungen. Es ist auch hilfreich bei der Behandlung von Brustkrebs, Herz- und Kreislaufproblemen, Verstopfung, Ekzemen und Hautallergien, Zysten, rheumatischen Beschwerden, multipler Sklerose, Schizophrenie, Haar-, Haut- und Augenerkrankungen und so weiter.

In gewisser Weise kann man diese Pflanze als Wunderpflanze bezeichnen. Mit ihrem Öl wurden nämlich so viele erstaunliche Ergebnisse erzielt, daß man ein ganzes Buch damit füllen könnte.

HONIG UND ANDERE IMKEREIPRODUKTE

In der Aromatherapie arbeiten wir mit dem Wesen der Pflanze, mit ihrem Geruch, ihrer Farbe. Doch eigentlich wissen wir gar nicht so genau über die Bestandteile der Pflanzen Bescheid, geschweige denn, daß wir sie effektiv nützen könnten. Daher verwenden wir möglichst viele Arten von Pflanzenextrakten: essentielle Öle, Pflanzenauszüge, durch Hydrolyse gewonnene Substanzen und Pflanzenöle. Bienen sind in der Lage, auch noch andere Bestandteile aus den Pflanzen herauszuholen, wie zum Beispiel Harze und jene in essentiellen Ölen vorhandenen Stoffe, die durch menschliche Bearbeitung verlorengehen. Deshalb bereichert die Anwendung von Honig, Propolis, Pollen, Gelee Royal und Bienenwachs die Aromatherapie. Außerdem verstärkt der Gebrauch dieser Substanzen die Wirkungen der essentiellen Öle.

HONIG

Eines der wichtigsten Hilfsmittel in der Aromatherapie ist der Honig. Die essentiellen Öle lösen sich sehr gut in Honig, und ihre Wirkung verstärkt sich dadurch noch. Honig ist ein »Super«-Naturprodukt, dessen chemische Zusammensetzung dermaßen kompliziert ist, daß wir Menschen nicht in der Lage sind, es nachzubauen. Sogar der Gesetzgeber besteht darauf, daß Honig ein Naturprodukt bleibt und verbietet den Zusatz von Konservierungsstoffen, Farbstoffen und Zucker. Ganz im Gegensatz zu den essentiellen Ölen, können wir beim Honig davon ausgehen, daß es sich um ein reines Naturprodukt handelt, das sozusagen direkt von der Biene kommt.

Die Bienen sammeln den Blumennektar, kauen ihn und lagern ihn in den Waben ab, aus denen wir ihn dann gewinnen.

Honig ist reich an Vitaminen und Mineralstoffen und enthält Einfachzucker, der dazu beiträgt, den Körper aufzubauen. Mehrfachzucker hingegen wirkt den Körperfunktionen entgegen. Wenn der Körper Mehrfachzucker aufnehmen will, muß er ihn zunächst verdauen. Dabei kommt es zu Gärungsprozessen im Darm, die mit der Zeit die gesamte Darmflora zerstören können.

Darüber hinaus enthält Honig Enzyme, die dafür sorgen, daß der Verdauungsvorgang reibungslos funktioniert. In diesem Zusammenhang muß man wissen, daß die Enzyme ihre Wirkungskraft verlieren, wenn sie erhitzt werden. Sie sollten Honig niemals auf über 45 Grad Celsius erhitzen, weil er sonst seine kostbare, kräftige Wirkung verliert.

Im Honig kommt auch Acetylcholin vor, das nur in winzigen Mengen in unserem Organismus enthalten ist. Dennoch ist es sehr bedeutsam, weil es dafür sorgt, daß Gehirn- und Nervenimpulse auf die Muskeln und Organe übertragen werden, was wiederum für die Durchblutung, das Herz und den Darm wichtig ist. Honig ist also gut für das Herz, die Blutgefäße, die Gedärme und die Muskeln.

Eine weitere wichtige Substanz, die im Honig enthalten ist, ist das Inhibin, dessen Wirkung dem eines Antibiotikums ähnelt; es hemmt das Wachstum der Bakterien. Schon seit alters her weiß man, daß Honig ein Heilmittel bei Infektionen ist. Aber auch Inhibin verliert an Wirkung, wenn es hohen Temperaturen ausgesetzt wird.

Honig enthält viele Säuren, wie Apfelsäure, Milchsäure, Zitronensäure und Spuren von Ameisensäure. Diese Säuren sind für unsere Verdauung von Bedeutung.

Die wichtigsten Elemente im Honig sind möglicherweise jene, deren Wirkung wir nicht ganz exakt aufzeigen können. Ich denke dabei an die Spurenelemente, die ätherischen Öle, die Pollen, das Wachs und so weiter. Bei der Behandlung von Heuschnupfen kann Honig eine wertvolle Hilfe sein. Wenn Sie den Honig zu sich nehmen, der von den Blüten aus Ihrer Umgebung stammt, erhöht das die Widerstandskraft Ihres Körpers gegen fremde Eiweiße. Da Honig sämtliche Kräfte der Natur in sich vereinigt, dient er nicht nur dem Körper des Menschen, sondern auch seinem Geist. Wer Honig genießt, so sagt man, wird weise und vernünftig und erfreut sich bester Gesundheit. Diese zweifache Wirkung hat Honig mit den ätherischen Ölen gemeinsam – ein Grund, warum er so gut zu ihnen paßt. Honig ist auch ein Träger von Liebeskräften und beeinflußt besonders das Herz, den rhythmischen Teil des Menschen, und damit auch seine Seele.

Man sollte wissen, daß jeder Honig seinen eigenen Charakter hat. Es gibt viele Faktoren, die die Qualität und Zusammensetzung des Honigs beeinflussen. Zunächst ist natürlich wichtig, wo die Biene gelebt und ihren Nektar gesammelt hat. So kann sich etwa die Zusammensetzung des Kleehonigs völlig von der des Lindenblütenhonigs unterscheiden. Außerdem haben auch das Klima, die Jahreszeit, die Qualität der Pflanzen und ähnliche Faktoren einen großen Einfluß auf das Endprodukt. Diese Unterschiede machen sich dann auch rein optisch beim Honig bemerkbar. Es gibt feste und flüssige Honigsorten, die sich oft auch noch farblich unterscheiden.

Die wichtigsten Honigsorten sind:

Fruchthonig
Dieser Honig hat einen milden Geschmack und enthält viele Vitamine und Mineralstoffe. Er ist vor allem für Menschen geeignet, die an Mangelerscheinungen leiden.

Rapshonig

Dies ist ein milder, stark reinigender Honig. Er kann verwendet werden, um Schmutz aus infizierten Wunden »herauszuziehen«. Auch eignet er sich für Menschen, die ihre Gefühle nicht ausleben können und alles in sich »hineinfressen«. Diese Menschen sind oft innerlich dick und verschmutzt, und zwar sowohl körperlich als auch geistig. Rapshonig kann dazu beitragen, diesen Zustand zu verbessern.

Heidekrauthonig

Heidekrauthonig ist ein Gelee, er ist also weder fest noch flüssig. Dieser Honig enthält viele Mineralien und viel Eisen. An seinen ausgeprägten Geschmack werden sich viele erst gewöhnen müssen. Heidekrauthonig eignet sich besonders für kraftlose Menschen, die vergangene Erlebnisse nur schwer verarbeiten können und Schwierigkeiten haben, ihrem Leben die rechte Form zu geben, weil sie in ihrer Einsamkeit und ihrem Elend zu ertrinken drohen. Dieser Honig ist auch all den Menschen zu empfehlen, denen es schwerfällt, ihre Energie auf eine Sache zu konzentrieren und die deshalb Schwierigkeiten haben, ihre Ideen zu verwirklichen.

Lindenblütenhonig

Die romantischen und beruhigenden Assoziationen, die wir mit dem Lindenbaum verbinden, treffen die Wirkung des Lindenblütenhonigs ebenfalls sehr gut. Lindenblütenhonig ist eine Wohltat für kreativ tätige Menschen und hilft auch jenen, die Probleme mit dem Nervensystem haben.

Buchweizenhonig

Dieser Honig hat einen sehr charakteristischen Geruch und eine besondere Farbe. Buchweizen wächst nur auf kargen Böden. Daher eignet sich sein Honig besonders für jene Menschen, die zuviel von den »reichen Böden« unseres Wohlstandes genossen haben. Da dieser Honig sehr tief in das Wesen des Menschen eingreift, sollte man ihn zu Beginn der Behandlung eher meiden. Er reinigt und aktiviert den Stoffwechsel sowie die Verdauung besonders stark. Nicht jedem bekommt diese gründliche Reinigung ohne weiteres.

Kleehonig

Dieser Honig hat eine cremige Konsistenz und einen milden Geschmack. Er eignet sich hervorragend für Kinder und kann auch als Süßmittel für den Tee gebraucht werden, da er keinen sehr starken Eigengeschmack hat und sich dem Aroma des Tees anpaßt. Kleehonig hat eine stärkende Wirkung, was vor allem nach Krankheiten hilfreich sein kann.

Akazienhonig

Dieser Honig ähnelt in seiner Wirkung dem Kleehonig, sieht aber anders aus. Akazienhonig ist sehr dünnflüssig und von besonders mildem, subtilem Geschmack. Er eignet sich für kleine Kinder ebenso wie für Menschen, die an Durchblutungsstörungen leiden. Diese Menschen, die oft kalte Hände und Füße haben, haben zumeist das Bedürfnis, sich in der warmen Sonne aufzuwärmen. Akazienhonig kommt aus den warmen Ländern rund um das Mittelmeer und trägt deren Wärme in sich.

Lavendelhonig

Dieser Honig kommt meist aus Frankreich, wo viel Lavendel angebaut wird. Er verstärkt die Wirkung des ätherischen Lavendelöls, wirkt beruhigend und ist gut für die Harnwege. Lavendelhonig stärkt das »eigentliche Ich«, das innere Sein.

Thymianhonig

Dieser Honig ist besonders bei allen Problemen mit der Atmung zu empfehlen. Er wirkt schleimlösend und ist stark antiseptisch. Daher wird er vor allem bei Grippe, Erkältungskrankheiten und für Lungenpatienten eingesetzt.

Es gibt noch viele weitere Honigarten, wie beispielsweise Rosmarinhonig und Orangenblütenhonig, die gut für unser Nervensystem sind, Sonnenblumenhonig für Menschen, die Herz- und Gefäßprobleme haben, und so weiter. Außerdem gibt es wahrscheinlich von allen aromatischen Pflanzensorten auch Honigarten, die jeweils ganz verschiedene Wirkungen haben. Es kann sehr spannend sein, die Wirkung einer Honigsorte, die neu im Handel erscheint, zu erkunden.

Blütenhonig

Blütenhonig wird normalerweise einfach unter der Bezeichnung »Honig« angeboten und ist wohl die meistverkaufte Honigsorte. Er enthält die Elemente der Pflanzen aus Ihrer Umgebung und eignet sich für Allergiepatienten ebenso wie für Menschen, die ihr tieferes Ich stärken müssen, etwa weil sie überspannt sind.

Ideal wäre es natürlich, Honig aus dem eigenen Garten zu verwenden.

PROPOLIS

Wie bereits erwähnt, enthalten manche Pflanzen Stoffe, die selektiv Bakterien abtöten. Auch die Bienen wissen das, und sie sind weitaus besser in der Lage, den Pflanzen diese Stoffe zu entziehen, als wir Menschen es sind. Diese antibiotisch wirksamen Stoffe werden *Propolis* genannt. Die Bienen verwenden Propolis zu den verschiedensten Zwekken. Beispielsweise reiben sie den Eingang des Bienenkorbes damit ein. So wird jede Biene, die den Eingang passiert, von Bakterien und Organismen gereinigt, die die Bienen im Bienenkorb infizieren könnten. Alle Eindringlinge werden getötet und mit Hilfe von Propolis mumifiziert. So kann sich der tote Organismus nicht zersetzen, und die im Bienenkorb lebende Gemeinschaft ist nicht gefährdet. Außerdem gebrauchen die Bienen Propolis als eine Art Kitt, mit dem sie die Wände des Bienenkorbes versteifen und gelöstes Material wieder befestigen.

Propolis besteht etwa zu 50 Prozent aus Harzen und Balsam, zu 30 Prozent aus Wachs, zu 15 Prozent aus ätherischen Ölen und zu weiteren fünf Prozent aus festen Stoffen, die wir teilweise nicht kennen. Propolis ist ein sehr guter Antibiotika-Ersatz und daher ein gutes Hilfsmittel bei der Behandlung von Entzündungen – insbesondere von Ohren-, Hals- und Atemwegsinfektionen. Da Propolis die Bakterien selektiv tötet, ist es ein sehr viel schonenderes Heilmittel als allopathische Antibiotika, die sich auch auf die Darmflora auswirken und sie belasten.

Indikationen
Propolis kann sehr wirksam bei folgenden Problemen eingesetzt werden: Zahnfleischentzündungen, Entzündungen im Mund- und Rachenraum, Infektionen des Magen-Darmtraktes, Mandelentzündungen und Erkrankungen des Lymphsystems. Propolistinktur mit Zusatz von essentiellen Ölen ist bestens dazu geeignet, Wunden (Brandwunden) zu reinigen und Infektionen zu verhindern. Außerdem ist es ein wunderbares Mittel zur Behandlung von Akne, Ekzemen, Grippe und Infektionen der Harnwege.

POLLEN
Blütenstaubpollen, Honigpollen und Bienenpollen sind verschiedene Bezeichnungen für die Bienennahrung. Diese

Pollen sind auch eine sehr gute Ergänzung zur menschlichen Nahrung. Sie enthalten alle Nährstoffe, die wir brauchen. Sie sind aber nicht für jeden geeignet, denn da aus den Pollen die männlichen Geschlechtskerne der Pflanze hervorgehen, beeinflussen sie unseren Hormonhaushalt in besonderem Maße. Wer also hormonbedingte Probleme hat, sollte keine Pollen zu sich nehmen. Pollen aktivieren sehr stark, und das ist nicht für jeden sinnvoll. Andererseits eignen sich Pollen gut, um die Verdauung anzuregen. Menschen, die zu Übergewicht neigen und dahin tendieren, alles aufzuessen und wenig loszulassen, können sich mit Pollen von Verunreinigungen befreien oder den Reinigungsprozeß unterstützen. Auch zur Stärkung des Organismus nach Krankheiten sind Pollen sehr gut geeignet. Sie aktivieren die Verdauungssäfte und gleichen eine unausgewogene Diät aus.

GELEE ROYAL

Da es im Prinzip nur eine Bienenkönigin gibt, findet sich dieser Stoff auch nur in kleinen Mengen im Bienenkorb. Die Bienenkönigin wird durch diese Spezialnahrung viel schwerer und größer als die gewöhnlichen Biene, und sie lebt viel länger. Die jungen Bienenlarven brauchen das Gelee Royal in ihrer ersten Lebensphase, allerdings nur in so geringen Mengen, daß wir es nicht sammeln können. Jedoch sind wir durch bestimmte Tricks, durch die die Bienen getäuscht werden, in der Lage, den Futtersaft der Bienenkönigin zu gewinnen. Gelee Royal enthält viele Vitamine, Mineralstoffe und viele Hormone und Proteine. Es ist daher ein gutes Heilmittel für alte Menschen und für alle, die physisch oder mental geschwächt sind. Gelee Royal stärkt das Nervensystem und die Geschlechtsorgane, es wirkt der Blutarmut entgegen, reguliert einen zu hohen oder zu niederen Blutdruck und reinigt die Blutgefäße, beispielsweise von Cholesterinansammlungen.

DIE ATEMWEGE

◆

Dann erschuf Gott, der Herr, den Menschen aus Erde und blies ihm den Lebensodem ein. So ward der Mensch beseelt.

Eine Kerze, die von der Luft beziehungsweise vom Sauerstoff, abgeschlossen wird, erlischt in wenigen Minuten. Auch ein Mensch kann nur wenige Minuten ohne Luft (Sauerstoff) leben. So ist die Luft von unserer Geburt bis zu unserem Tod das wichtigste Element in unserem Leben. Mittels der Lungen gelangt Sauerstoff in unser Blut. Die roten Blutkörperchen speichern ihn, leiten ihn zu den Zellen, zum Gewebe und dorthin, wo er gebraucht wird. Der Blutkreislauf und die Lymphzirkulation sind von den Atembewegungen abhängig.

Ständig sind wir von Luft umgeben, immerzu atmen wir, und unser Atem stockt nur selten. Eigentlich denkt man im täglichen Leben kaum über das Atmen nach, und dennoch ist es von lebensnotwendiger Bedeutung. Eine gute Atmung ist die Grundlage für eine gute Gesundheit. Mit einer guten Atmung ist eine tiefe und intensive Atmung gemeint, bei der die Kapazität der gesamten Lunge genutzt wird.

Die Atmung besteht aus Einatmen und Ausatmen. Mit dem Einatmen nehmen wir Luft auf, und unsere Zellen werden mit der in der Luft enthaltenen vitalen Energie angereichert. Wir brauchen zum Überleben verschiedene Stoffe, die in der Luft enthalten sind, beispielsweise Sauerstoff. Mit reinem Sauerstoff jedoch kann niemand überleben. Wir benötigen die Luft in ihrer Gesamtheit, nicht nur einzelne Bestandteile. Das Ausatmen ist ebenso wichtig wie das Einatmen. Beim Ausatmen scheiden wir die Abfallstoffe aus, die bei bestimmten Prozessen in unserem Körper entstanden sind. Diese Abfallstoffe sind eigentlich Giftstoffe, denn sie behindern eine einwandfreie Zellfunktion, wenn sie zu lange im Gewebe bleiben. Daher ist es sehr wichtig, gründlich auszuatmen, um all diese Abfallstoffe loszuwerden.

Saubere Luft und eine gute, vollständige Atmung sind also die Hauptbedingungen für ein gesundes Leben. Gewöhnen Sie sich an, immer durch die Nase einzuatmen. Über die Nasenschleimhaut wird die Luft gefiltert, Staub und Unreinheiten bleiben darin hängen und können ausgeschneuzt werden. Auch sorgt diese Schleimhaut dafür, daß die Luft stets den richtigen Feuchtigkeitsgehalt hat; ist sie zu trocken, wird Feuchtigkeit zugesetzt. In der Nasenschleimhaut befinden sich auch zahlreiche Geruchsnerven, die direkt mit dem Gehirn in Verbindung stehen, im Gegensatz zu anderen Nerven, bei denen die Impulse, die das Gehirn erreichen, zumeist noch über eine Zwischenstation laufen müssen. Unser Geruchssinn beeinflußt demnach auch unser Denken, unser Gedächtnis und unsere Stimmung.

Über die Nase wird auch das Prana aus der Luft aufgenommen. Prana ist die Sie umgebende kosmische Energie. Prana befindet sich auch in der Nahrung, was nicht heißt, daß Prana die Nahrung ist. Gute Nahrung ist lediglich ein Träger für Prana. Wenn Sie nun durch die Nase atmen, haben Sie einen größeren Nutzen von der Luft und nehmen außer dem benötigten Sauerstoff auch noch die unsichtbare Energie aus der Luft auf.

DER GERUCHSSINN
Riechen ist Atmen, und Atmen ist Leben. Wenn Sie nicht atmen, können Sie nicht leben. Atmen hängt immer mit dem Riechen zusammen. Unser Riechorgan, die Nase,

arbeitet immer. Sie spielt also eine bedeutende Rolle in unserem Leben, auch wenn wir uns dessen nicht immer bewußt sind. In unserer Kultur wurde das Riechen eher unterbewertet. Wir kennen zwar die Wörter »blind« und »taub«, aber wie nennen wir es, wenn jemand nicht riechen kann?

Und dennoch spielt der Geruchssinn eine große Rolle in unserer Gesellschaft, ohne daß wir uns dessen bewußt sind. So ist es beispielsweise unsere Nase, die uns vor einem Brand oder einem undichten Gashahn warnt. Und auch in unserem sozialen Leben ist der Geruchssinn von Bedeutung, was uns oft noch weniger bewußt ist. So ist die Werbung in den Medien ständig darum bemüht, uns einzureden, daß wir stinken (was in unserer modernen Welt nicht gesellschaftsfähig ist), und dieser Gestank muß nun durch verschiedene Duftstoffe vertrieben werden, die man speziell zu diesem Zweck kaufen kann und die dann sozusagen dafür sorgen, daß wir wieder gesellschaftsfähig sind. Diese Gerüche werden in Form von Deodorants, Seifen, Parfums, Lufterfrischern, Waschmitteln und so fort auf den Markt geworfen. Es wird uns dann eingeredet, wir müßten möglichst viele dieser Geruchsstoffe verwenden, um anderen Menschen zu gefallen.

Der Geruch, den wir dabei zu unterdrücken bemüht sind, ist unser ganz eigener, zu unserer Persönlichkeit passender Geruch. Die Stoffe, die wir produzieren, die sogenannten Pheromone, gleichen den Hormonen und werden durch winzige Organe über die Haut nach außen abgegeben. Die Pheromone sind bei jedem Individuum anders, und daher hat jeder Mensch seinen einmaligen, eigenen Geruch. Dies wird oft durch die Reaktion bestimmter Insekten auf unterschiedliche Menschen deutlich. Wenn sich eine Gruppe von Menschen an einem bestimmten Platz befindet, kann es vorkommen, daß nur einige von Mücken gestochen werden, während andere verschont bleiben. Zwischen Insekten und Pflanzen läßt sich ähnliches beobachten. Es gibt nicht zwei verschiedene Pflanzenarten, die gleich riechen. Die Befruchtung der Pflanze wird durch die Insekten bewirkt, die wiederum von der ganz speziellen Farbe und dem ganz besonderen Geruch der entsprechenden Pflanze angezogen werden.

Auch in der Tierwelt spielen die Pheromone eine bedeutende Rolle, vor allem im sexuellen Bereich. Das Männchen wird während der Paarungszeit durch bestimmte Gerüche des Weibchens angelockt, und die Jungtiere erkennen ihre Mutter am Geruch.

Auch im Sexualleben des Menschen spielt der Geruch eine große Rolle. Man wird durch den Geruch eines anderen Menschen angezogen, oder man kann ihn eben »nicht riechen«. Hierbei bleibt, trotz aller Parfums und Deodorants, unser eigener Geruch entscheidend. Eigentlich weiß das auch jeder, denn ein Parfum bekommt ja auf der Haut verschiedener Menschen jeweils einen ganz anderen Charakter. Dennoch versuchen wir mit allen möglichen Duftstoffen, unseren Eigenduft zu unterdrücken.

In unserer heutigen Zeit sind wir alle so schrecklich darum bemüht, anders zu erscheinen als wir sind. Wir haben größte Schwierigkeiten, uns selbst anzunehmen, wie wir nun mal sind, und versuchen stattdessen, in das verzerrte Bild zu passen, das uns die Massenmedien vorsetzen. So werden wir immer nervöser und angespannter und unsere Atmung wird immer oberflächlicher. Dies ist nur eines von vielen Beispielen, das zeigt, daß wir drauf und dran sind, eine Massenpsychose aufzubauen. Das ist auch eine der Hauptursachen von Streß und all unseren Zivilisationskrankheiten.

Vielen Krankheiten kann durch natürliches, entspanntes Atmen entgegengewirkt werden. Auf diese Weise kann unser Kreislauf besser funktionieren, und die Organe und Gewebe erhalten mehr vitale Energie und können somit ihre Arbeit leichter verrichten. Die essentiellen Öle können eine wichtige Hilfe bei der Verbesserung unserer Atmung sein. Sie lösen sich nämlich in der Luft auf und verbessern deren Qualität, indem sie die Luft reinigen und mit negativen Ionen anreichern. So sorgen sie für eine entspanntere Atmosphäre und vertiefen unsere Atmung. Nahezu alle Öle eignen sich zum Verdunsten im Raum.

DIE ATMUNG

Zu den Atmungsorganen gehören die Nase, die Luftröhre und die Lungen. Die Luft gelangt durch die Nase in die Luftröhre und von dort in die Lungen. Durch die durchlässige Haut der Lungenbläschen kommt das Blut in Kontakt mit der Luft und kann die von ihm benötigten Stoffe daraus aufnehmen.

Unsere Atmung macht deutlich, wie gut wir uns dem Leben anpassen können und ob wir das Leben wirklich zulassen können. Oft liegt die eigentliche Ursache vieler Atemwegserkrankungen in einer Angst vor dem Leben. Vielen Menschen fällt es nämlich schwer, das Leben zu akzeptieren, in welcher Form es auch immer auf sie zukommt. Dabei realisieren sie nicht, daß sie selbst die Schöpfer ihrer eigenen Welt sind.

Probleme mit dem Ausatmen – wie sie bei einigen Asthmaarten auftreten – entstehen, wenn der Patient es schwierig findet, loszulassen und sich zu entspannen. Auch hat die Atmung viel mit Freiheit zu tun. »Das nimmt mir die Luft zum atmen« ist eine Redensart, in der dies zum Ausdruck kommt. Bei vielen Kindern, die Asthma-Probleme haben, wird deutlich, daß sie von den übermäßigen Sorgen ihrer Eltern nahezu erstickt werden. Dennoch wagen sie nicht den Schritt hinaus in die Freiheit.

Ebenso wie die Haut ist auch die Lunge ein Organ, über das man mit der Außenwelt in Kontakt tritt. So können Atemprobleme auch auf Schwierigkeiten hindeuten, die

Außenwelt zu akzeptieren; oder sie machen deutlich, daß es bestimmte Situationen in Ihrer Umgebung gibt, die Sie nicht akzeptieren können. Dies wird vor allem bei einer bestimmten Asthmaart offensichtlich, bei der sich Gefühle der Beklommenheit mit Hautleiden abwechseln.

DIE BEHANDLUNG DER ATEMWEGE

- Lavendel, Weihrauch (Olibanum), Thymian und Myrrhe stärken die Lungen.
- Kiefer und Niaouli reinigen die Lungen.
- Thymian vergrößert das Atemvolumen.
- Kampfer vertieft und beschleunigt die Atmung.
- Bergamotte hilft bei Atemwegsinfektionen.
- Zimt und Eukalyptus haben in den Atemwegen eine antiseptische Wirkung.
- Mit Ylang-Ylang können Sie Hyperventilation behandeln. Das Öl reguliert zu tiefe und zu schnelle Atmung.
- Eukalyptus, Anis und Zitrone wirken schleimlösend.
- Fenchel, Pfefferminz, Rose, Thymian, Lavendel, Melisse und Basilikum entkrampfen die Lungen.
- Zypresse wirkt bei Krampfhusten (Keuchhusten).
- Basilikum und Zedernholz werden bei Atemfehlern und allgemeiner Beklemmung gebraucht.
- Eukalyptus hilft bei einem Lungenemphysem.
- Mit Myrrhe und Bergamotte können Sie Bronchialkatarrh behandeln.
- Schlechter Atem ist manchmal die Folge von Zahnfleischproblemen (siehe auch das Kapitel über die Verdauung). Wenn er durch einen verunreinigten Magen entsteht, nehmen Sie Fenchel. Wenn der Magen verunreinigt ist, weil nicht genug Magensäfte gebildet werden, gebrauchen Sie Kardamom. Besteht eine allgemeine Verunreinigung, weil Sie etwas Falsches gegessen haben, nehmen Sie Pfefferminz. Schlechter Atem kann auch durch Nervosität verursacht werden; nehmen Sie in diesem Fall Lavendel.

- Bei der Behandlung einer Lungenentzündung können Sie Kampfer verwenden. Denken Sie jedoch daran, auf jeden Fall auch einen Arzt zu konsultieren. Kampfer kann die Genesung unterstützen und auch zur Prävention eingesetzt werden. Bei Pleuritis, einer Entzündung des Lungenfells, können Sie Wacholder und Kampfer gemeinsam verwenden.
- Eine Entzündung der Luftröhre behandeln Sie mit Kiefer.
- Bei einer Verstopfung der Nase durch eine Allergie gebrauchen Sie Melisse und Kamille. Wenn die Verstopfung von einer Virusinfektion herrührt, helfen Bergamotte und Geranium. Bei einer bakteriellen Infektion können Sie Kampfer (Myrrhe, Niaouli, Fenchel) verwenden; bei Erschöpfung Patschuli und Eukalyptus und bei Nervosität Lavendel.
- Bei einer chronischen Erkältung nehmen Sie Basilikum und Eukalyptus.
- Bei Grippe hilft Eukalyptus, Zimt und Schwarzer Pfeffer (auch Fenchel und Geranium).
- Bei nervösem Asthma verwenden Sie Lavendel, bei allergischem Asthma hilft Weihrauch, und bei Infektionen, die zu Asthma führen, können Sie Bergamotte einsetzen.
- Bei Bronchitis nehmen Sie Fenchel, Bergamotte und Eukalyptus.
- Bei Grippe, die mit Husten einhergeht, gebrauchen Sie Geranium; wenn der Husten bei Bronchitis auftritt, verwenden Sie Kiefer, bei Irritationshusten Niaouli und bei nervösem Husten Lavendel. Wenn man sich das Rauchen abgewöhnen will, hilft Sassafras.

VERDUNSTEN

Daß Gerüche Ihren Gefühlszustand beeinflussen können, habe ich bereits erwähnt. Sie können mit Ihrer Nase wahrnehmen, was Sie nicht sehen, hören oder fühlen können.

Gerüche haben einen enormen Einfluß auf die Atmosphäre. Sie können Ihre persönliche Sphäre günstig beeinflussen, indem Sie ätherische Öle im Raum verdunsten. Um eine besondere Atmosphäre in geschlossenen Räumen zu schaffen, wurde jahrhundertelang Weihrauch eingesetzt. Das Wort Weihrauch bezeichnet sowohl das essentielle Öl als auch das Harz des *Olibanum boswellia*, eines kleinen Baumes, der im Mittleren Osten und in Nordafrika beheimatet ist. Das Harz wurde oft bei Ritualen verbrannt. Dies führte dazu, daß man anfing, das Wort Weihrauch auch für alle anderen getrockneten Pflanzenbestandteile zu verwenden, die verbrannt wurden, um die Atmosphäre zu beeinflussen. (Andere gebräuchliche Bezeichnungen sind, je nach Verarbeitung, Räucherstäbchen, Räucherhütchen und so weiter.)

Weihrauch (als Sammelname für alle möglichen Arten getrockneter Pflanzenbestandteile) wird für verschiedene Zwecke gebraucht: um Einfluß auf andere Menschen auszuüben, um die Atmosphäre in Kirchen und Tempeln so zu verändern, daß diejenigen, die sie betreten, in eine bestimmte Stimmung kommen und so weiter. Weihrauch wurde und wird auch gebraucht, um bestimmte Räume zu reinigen und zu neutralisieren. Er war ein Mittel, um die Götter günstig zu stimmen und eine wichtige Opfergabe. Außerdem dient Weihrauch dazu, die Trance während der Meditation und während des Gebets zu vertiefen.

Weihrauch ist ein spezifisches Gemisch aus getrockneten Pflanzenbestandteilen. Er wird mit Hilfe von Holzkohle abgebrannt. Dadurch, daß nur getrocknete Pflanzenteile verwendet werden, gehen bereits wesentliche Eigenschaften der Pflanzen verloren; das wird durch das Abbrennen noch verstärkt. Die Hauptwirkung des Weihrauchs liegt in dem duftenden Rauch, nicht in der (heilenden) Wirkung der Pflanzen. Weihrauch hat selbst keine oder nur wenig Lebenskraft, gibt aber an die Luft einige negativ geladene Ionen ab. Essentielle Öle tun das ebenso; sie säubern die Luft aber auch von Krankheitskeimen, was der getrocknete Weihrauch nicht leisten kann, weil die antiseptischen Eigenschaften der Pflanze durch die Verarbeitung verlorengegangen sind. Man kann jedoch Weihrauch und essentielle Öle kombinieren, was oft auch getan wird. Ich finde jedoch, daß Weihrauch die Atmosphäre und den Äther sehr trüben kann. Das Abbrennen von Weihrauch führt bei vielen Menschen zu Atembeschwerden; bei essentiellen Ölen ist dies kaum der Fall. Essentielle Öle konfrontieren den Menschen jedoch mehr mit sich selbst als Weihrauch; das kann von Vorteil oder von Nachteil sein.

Sie haben mit essentiellen Ölen also mehr Möglichkeiten als mit Weihrauch. Wenn Sie essentielle Öle verdunsten, genügt eine Sorte, während Sie es bei Weihrauch stets mit Gemischen zu tun haben.

An Orten, an denen oft hektisch und nervös gearbeitet wird, ist es ratsam, ein Öl zu verdunsten, das beruhigt. In einer deprimierenden Umgebung ist es sinnvoll, ein wachmachendes Öl zu verwenden. Das Verdunsten eines essentiellen Öles, das zu Ihnen paßt, kann Ihnen helfen, das Rauchen aufzugeben.

Die folgende Liste kann Ihnen als Leitfaden dienen:
- Vetiver und Lavendel beruhigen.
- Alle Zitrusöle wirken anregend.
- Wenn Sie erschöpft sind, sich unbehaglich und müde fühlen, nehmen Sie Rosmarin.
- Wenn Sie schlechte Laune haben, können Sie Zitrone oder Geranium versuchen.
- Kiefer und Salbei neutralisieren Negativität.
- Ylang-Ylang und Sandelholz können Sie als Aphrodisiaka verwenden.
- Um klarer denken zu können, nehmen Sie Zitronenmelisse.

- Kiefer und Weihrauch (Olibanum) können bei der Meditation helfen.
- Im Krankheitsfall rate ich zu Bergamotte, Niaouli oder Eukalyptus. Kindern, die krank sind und husten, können Zypresse und Fenchel gut helfen.

DIE HARNWEGE

◆

DIE NIEREN

Die Nieren sind mit unsere wichtigsten Ausscheidungsorgane, denn sie regulieren unsere gesamte Körperflüssigkeit – Blut, Lymphe und Gewebsflüssigkeit.

● Sie sorgen für den richtigen Flüssigkeitsgehalt in unserem Körper.

● Sie sorgen für das rechte Gleichgewicht zwischen Säuren und Basen.

● Sie sorgen für die richtige Konzentration gelöster Feststoffe in den Körperflüssigkeiten.

Die Nieren geben uns Hinweise darauf, in welcher Beziehung wir zu unserer Umwelt stehen. Sie reagieren auf Beziehungsprobleme, auf Depressionen und auf Ärger. Wenn Sie den psychosomatischen Hintergrund Ihrer Nierenprobleme erforschen möchten, können Sie sich selbst folgende Fragen stellen:

● Welche Probleme habe ich in meiner Partnerbeziehung?

● Habe ich die Neigung, in Projektionen steckenzubleiben und zu glauben, daß die Fehler meines Partners allein sein Problem sind?

● Mache ich mir wirklich alle Hintergründe für das Verhalten meines Partners klar?

● Halte ich an meinen Problemen fest und behindere dadurch den steten Fluß der Entwicklung?

● Welche Sprünge will mein Nierenstein mich eigentlich machen lassen?

89

- Welche Ärgernisse betreffen mich, mit denen ich nicht umgehen kann?
- Wacholder reinigt die Nieren.
- Um die Nieren zu kräftigen, verwendet man Cajeput.
- Bei Nierenentzündung nimmt man Kamille und Eukalyptus, bei einer Nierenbeckenentzündung ein Gemisch aus Zedernholz und Wacholder.
- Nierensteine können Sie mit Wacholder und Kamille behandeln; Phosphatsteine mit Geranium, Oxalatsteine mit Fenchel.
- Leiden Sie unter einem gestörten Flüssigkeitshaushalt? Wenn Sie zu viel Flüssigkeit im Körper haben, können Sie das mit Wacholder behandeln; Problemen durch zu wenig Flüssigkeit können Sie mit Patschuli begegnen.
- Gicht, die durch ein Zuviel an Harnsäure im Blut verursacht wird, können Sie mit Thymian und Fenchel lindern.
- Arthrose und Arthritis behandeln Sie am besten mit Zitrone und Rosmarin.
- Bei Rheuma kann Ihnen Lorbeer helfen.

Die Alarmpunkte für die Nieren sitzen am äußeren Ende der letzten (kleinsten) Rippe auf dem Rücken. Die beiden Reflexpunkte liegen auf der Brust zwischen der zweiten und dritten Rippe, genau in der Mitte zwischen Brustbein und Schulter. (Abb. Seite 91)

DIE BLASE

Die Blase bewahrt den Urin, bis er ausgeschieden wird. Wenn Sie Ihren Blasenproblemen auf den Grund gehen wollen, können Sie sich selbst folgende Fragen stellen:

- An was halte ich fest, obwohl ich es überwunden habe und es darauf wartet, ausgeschieden zu werden?
- Weshalb setze ich mich selbst unter Druck und projiziere den Druck auf andere Menschen?

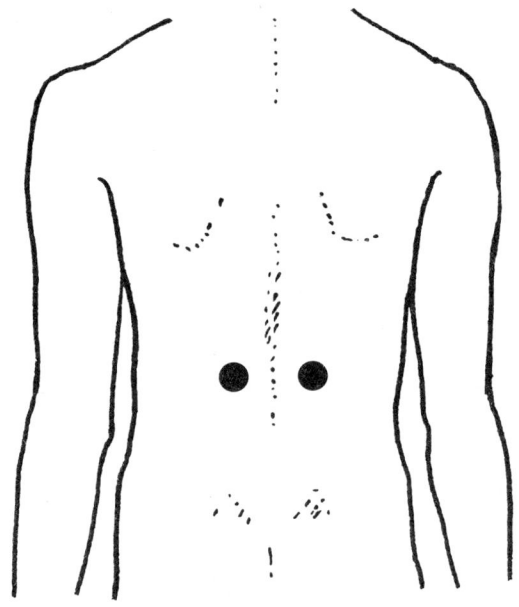

• Welche überholten Themen sollte ich endlich loslassen? Worüber weine ich?

• Eine Blasenentzündung können Sie mit Lavendel behandeln, bei Blasenpolypen verwenden Sie Thuya. Der Alarmpunkt für die Blase befindet sich etwa vier Fingerbreit unter dem Nabel. (Abb. Seite 92)

RHEUMATISCHE BESCHWERDEN
Rheumatische Beschwerden können viele Ursachen haben, aber zumeist haben sie mit einer gestörten Funktion unserer Harnwege zu tun.

Gicht steht in direktem Zusammenhang mit einer gestörten Nierenfunktion, die sich in Gelenkschmerzen bemerk-

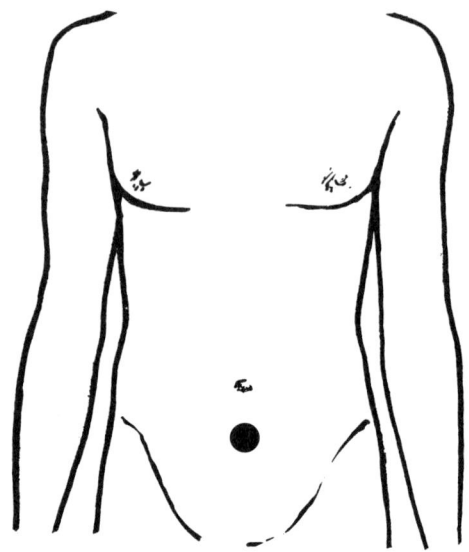

bar macht. Weil die Nieren nicht die gesamte Harnsäure ausscheiden können, schlägt sich der Rest in der Blutbahn und besonders in den Gelenken nieder.

Gicht kommt meist in sehr schmerzhaften Anfällen, die jedoch selten länger als vierzehn Tage andauern. Solche Anfälle lassen sich mit essentiellen Ölen gut behandeln. Die Schmerzen verschwinden dann schneller und tauchen in den meisten Fällen auch nicht wieder auf. Legen Sie Kompressen aus grüner Heilerde mit einigen Tropfen essentiellem Öl auf die schmerzenden Körperstellen. Sie können folgende Öle verwenden:

• Lavendel wirkt lindernd und beruhigend.
• Sandelholz läßt die Schwellung zurückgehen und lindert die Schmerzen.
• Kamille können Sie anwenden, wenn der Patient auch Fieber hat.

- Ein Gemisch aus Wacholder und Cajeput (oder Eukalyptus) sorgt für die Reinigung der Nieren.
- Zitrone und Salbei wenden Sie an, wenn auch die Leber verunreinigt und am Gichtanfall beteiligt ist.
- Geranium und Basilikum lösen Urate auf und aktivieren die Ausscheidung dieser Salze.
- Gewürznelkenöl ist ein einfacher aber wirksamer Schmerzstiller.
- Manche Patienten bekommen einen Gichtanfall, wenn ihr Hormonhaushalt aus dem Gleichgewicht gerät; in diesem Fall können Sie das essentielle Öl der Rose verwenden.

Muskelbeschwerden werden oft durch zuviel Milchsäure, Nitrite, Oxalate und Phosphate verursacht. So verursachte Probleme können Sie mit Tonerdepackungen im Bereich der Nieren (auf dem Rücken) behandeln oder indem Sie die Packungen auf den schmerzenden Muskel selbst anbringen. Und natürlich geht bei diesen Beschwerden nichts über Massage!

- Um Milchsäuren zu entfernen, können Sie ein Gemisch aus Rosmarin, Wacholder und Eukalyptus (oder Cajeput) verwenden.
- Gegen zuviel Oxalate nehmen Sie Fenchel.
- Ein Übermaß an Phosphaten wird mit Geranium behandelt.
- Ein Zuviel an Nitriten beseitigt man mit Patschuli und Lavendel.

Rheumatische Gelenkbeschwerden werden meist durch eine schlechte Nieren- und Gallenblasenfunktion (und durch die sich daraus ergebende Darmträgheit) verursacht; es besteht dann ein hoher Gehalt an Urobilin, Urobilinogen, Gallensäuren und Salzen im Urin und im Blut. In diesen Fällen ist es besonders wichtig, eine Reinigungskur

93

durchzuführen, wie sie im Kapitel über Ernährung (Seite 133) beschrieben wird.

Zur Behandlung rheumatischer Gelenkbeschwerden können Sie eines der folgenden Öle auswählen:

- Ein Gemisch aus Salbei und Pfefferminz hilft, die Leber zu entgiften. Auch Zitrone und Rosmarin entgiften und stärken die Leber (welches der beiden Gemische Sie wählen, hängt vom Patienten ab).
- Kamille hilft bei Fieber und Entzündungen.
- Geranium und Myrrhe säubern das Blut und stärken das Bindegewebe.
- Schmerzen werden durch Gewürznelke und Lavendel gelindert.

Denken Sie auch an Meersalzbäder oder Lehmpackungen.

DER VERDAUUNGSTRAKT

Es ist wissenschaftlich bewiesen, daß Essen, das lecker aussieht und gut riecht, die Produktion von Verdauungssäften anregt, die für den Verdauungsvorgang eine sehr wichtige Rolle spielen. Je besser die Nahrung verdaut und vom Körper assimiliert wird, desto weniger Abfallprodukte bleiben zurück, die den Körper belasten und in seiner Funktion beeinträchtigen können. Zur Zeit der alten Ägypter wurden viele ätherische Öle in der Nahrung verwendet, um sie schmackhafter zu machen und besser riechen zu lassen. Die intensive Farbe einiger Öle sorgte dafür, daß das Essen auch lecker aussah. Noch heute werden unserer Nahrung deshalb viele Geruchs-, Farb- und Geschmacksstoffe zugesetzt.

Während man früher jedoch stets reine, natürliche essentielle Öle verwendete, werden heute oft synthetisch hergestellte Öle benutzt, die im Gegensatz zu den natürlichen Ölen keinen Einfluß auf den Verdauungsvorgang oder die Bildung von Verdauungssäften haben. Im Gegenteil: Viele dieser synthetischen Geruchs-, Farb- und Geschmacksstoffe haben sogar einen negativen Einfluß auf die Assimilation unserer Nahrung und wirken stark verunreinigend. Daher sollte man ausschließlich natürliche Geschmacks-, Geruchs- und Farbstoffe verwenden.

Viele essentielle Öle können Sie der Nahrung beimischen, in ein warmes Getränk mit Honig geben, in Wasser gelöst trinken, in eine Gelantinekapsel füllen und dann schlucken oder einfach auflecken.

Die essentiellen Öle, die durch den Verdauungstrakt in den Körper gelangen, entfalten natürlich zunächst dort ihre Wirkung. Daher können Sie viele Beschwerden im Magen-Darmkanal am besten behandeln, indem Sie essentielle Öle einnehmen.

Nehmen Sie viel frisches Obst, Rohkost, Gemüse, Getreide, Hülsenfrüchte, Sauermilchprodukte, Kräutertees, Honig und Wasser zu sich. Seien Sie dagegen vorsichtig mit tierischem Eiweiß (Fleisch) und Fetten. Kauen Sie gut und essen Sie langsam und regelmäßig. (Siehe auch das Kapitel über Ernährung, Seite 133.)

MUND UND GEBISS

Unsere Verdauung beginnt bereits im Mund. Es ist daher von großer Bedeutung, daß Sie Ihre Zähne und Ihr Zahnfleisch gut pflegen und Ihre Nahrung gründlich kauen. Im Speichel, der sich während des Kauens mit dem Nahrungsbrei vermengt, befinden sich bereits erste Verdauungssäfte, und die Arbeit, die im Mund nicht getan wird, muß vom Magen verrichtet werden. Der Magen ist jedoch darauf eigentlich nicht eingestellt, und damit tauchen dann auch die ersten Probleme auf.

Entzündungen im Mund haben einen negativen Effekt auf die Assimilation unserer Nahrung. Sie liefern zusätzliche Schlacken und behindern die Aufnahme von Nährstoffen. Außerdem zehren Infektionen an unseren Vitaminreserven, wodurch es an anderen Stellen im Körper zu Mangelerscheinungen kommen kann.

Unser Gebiß und das Zahnfleisch haben viel mit Vitalität und positiver Aggression zu tun (Sie müssen auch mal »die Zähne zeigen« können), mit Selbstvertrauen und Selbstsicherheit. Daher sollte jeder, der Probleme mit seinem Gebiß hat, innehalten und sich die folgenden Fragen stellen.

- Was bedeutet Vitalität für mich?
- Bin ich oft müde, zu müde, um auch einmal die Zähne zu zeigen und lasse ich deshalb manches an mir vorbeigehen?
- Fällt es mir schwer zu glauben, daß alles gut werden wird?
- Bin ich wirklich selbstsicher und habe ich ein felsenfestes Selbstvertrauen, oder tue ich nur so als ob, um meine Unsicherheit nicht zu zeigen?
- Gestehe ich es mir zu, unsicher zu sein?
- Bin ich böse und aggressiv zu mir selbst?

Folgende essentielle Öle können zur Behandlung von Beschwerden im Mundbereich eingesetzt werden:

- Mit Kamille behandeln Sie alle kleineren Entzündungen im Mund, an den Zähnen und am Zahnfleisch.
- Salbei hilft bei verstopften Speicheldrüsen, entzündeten Mandeln oder entzündetem Rachen.
- Fenchel reinigt die Schleimhaut des Mundes und des gesamten Magen-Darm-Kanales.
- Myrrhe kräftigt das Zahnfleisch. Dies ist beispielsweise wichtig nach Entzündungen oder zahnärztlichen Behandlungen und bei Paradontose, also dann, wenn sich Zähne durch zurückweichendes Zahnfleisch lockern.

DER MAGEN

Der Magen verdaut Kohlehydrate und Eiweiße, beginnt mit der Verdauung der Fette und macht aus der aufgenommenen Nahrung einen verdaulichen Brei. Außerdem tötet die Magensäure Bakterien und andere Krankheitserreger.

Magenbeschwerden haben so gut wie immer mit psychischen Problemen zu tun. Sie sind ein Symbol für das, was in Ihrem inneren Erleben nicht stimmt. Stellen Sie sich daher die folgenden Fragen:

- Was kann oder will ich im Leben nicht schlucken?
- Bin ich dabei, mich selbst zu verzehren? Und warum tue ich das?
- Wie gehe ich mit meinen Gefühlen um?
- Um was mache ich mir Sorgen, was kann ich nicht zugeben?
- Was macht mich sauer?
- Welche Gedanken gehen mir dauernd im Kopf herum, und weshalb kann ich nicht darüber reden?
- Warum gehe ich Konflikten aus dem Weg?
- Träume ich von einer konfliktfreien Welt, und ist dies wohl eine realistische Vorstellung der Dinge?

Die folgenden essentiellen Öle können Sie verwenden, um Magenprobleme zu behandeln:

- Gewürznelke hilft bei Gärungsprozessen und bei zuviel Luft im Magen.
- Basilikum lindert Magenkrämpfe.
- Fenchel und Pfefferminz können bei einem überfüllten Magen hilfreich sein.
- Undefinierbaren Magenproblemen können Sie mit Zimt begegnen.
- Kamille ist gut bei Magenschmerzen und Entzündungen.
- Kardamom aktiviert die Bildung von Verdauungssäften.
- Geranium können Sie im Fall eines chronischen Magengeschwürs einsetzen.
- Als Erste-Hilfe-Maßnahme bei Übelkeit können Sie Basilikum, Fenchel oder Pfefferminz verwenden.

Wenn beim Abtasten des Magens ein genau lokalisierbarer Schmerz stärker wird, so deutet das auf ein Magengeschwür hin.
Der Alarmpunkt für den Magen befindet sich in der Kör-

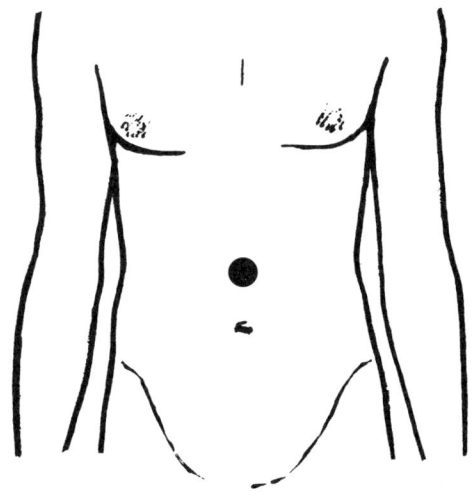

permitte, genau zwischen Nabel und dem unteren Ende des Brustbeins.

DIE BAUCHSPEICHELDRÜSE

Die Bauchspeicheldrüse oder Pankreas ist ein wichtiges Glied im Verdauungsprozeß. Ihr exokriner Teil produziert den aggressiven Verdauungssaft, der für die Auflösung von Kohlehydraten, Eiweißen und Fetten im Zwölffingerdarm verantwortlich ist. Der endokrine Teil der Bauchspeicheldrüse produziert Insulin für die Verdauung beziehungsweise Abspaltung von Zucker.

Die ganzheitliche Funktion der Bauchspeicheldrüse ist eher schwer zu durchschauen, besonders die Funktion des exokrinen Teiles. Im allgemeinen können Sie bei den folgenden Fragen bleiben.

● Kann ich mit Aggression umgehen? Oder will ich sie lieber hinunterschlucken und in mir selbst verarbeiten, so daß ich meine eigene Gesundheit aufs Spiel setze?

- Fällt es mir schwer, Dinge zu verdauen oder zu verarbeiten?
- Fällt es mir schwer, mich dieser Welt wirklich anzupassen?
- Nehme ich diese Welt als so schlecht wahr, daß ich lieber nichts mehr mit ihr zu tun haben möchte?
- Was bedeutet Liebe für mich? Und was bedeuten Freunde und Freundschaft für mein Leben?

Eine Funktionsstörung im endokrinen Teil der Bauchspeicheldrüse führt zu Zuckerkrankheit mit all ihren Begleiterscheinungen, also sowohl Hyperglykämie (ein zu hoher Blutzuckerspiegel; es befindet sich zuviel Zucker im Blut, weil er nicht aufgespalten wurde) als auch Hypoglykämie (ein zu niedriger Blutzuckerspiegel; es wurde zuviel Zucker aufgespalten und verarbeitet beziehungsweise ausgeschieden).

Zucker ist das materielle Symbol für Liebe. Menschen, die zuckerkrank sind, haben in ihrem Leben oft nicht gelernt, mit Liebe umzugehen. Aus Angst, nicht genug Liebe zu bekommen, sorgt der Zuckerkranke dafür, daß er genug Zucker im Körper hat, um eventuelle Mängel auszugleichen. Diabetiker sollten sich klarmachen, daß der Kosmos ein unerschöpflicher Quell der Liebe ist und daß für jeden zu jeder Zeit genug Liebe da ist. Wer selbst Liebe ausstrahlt, wird sie auch zurückbekommen.

Die folgenden Öle können Sie verwenden, um die Funktion der Bauchspeicheldrüse zu aktivieren oder zu verbessern.

- Eukalyptus aktiviert die Bildung der fettverdauenden Säfte in der Bauchspeicheldrüse und fördert die Oxydation (Verbrennung). Außerdem reguliert dieses Öl den Sauerstoffhaushalt und fördert die Verwertung der gesättigten Fettsäuren.

● Geranium fördert die Bildung der Säfte, die für die Verdauung der Kohlehydrate verantwortlich sind. Auch reguliert Geranium den Zuckerhaushalt. Patienten, die Probleme mit ihrem Zuckerhaushalt haben, leiden oft an chronischen Entzündungen, die mit Geranium gut behandelt werden können.

● Wacholder aktiviert die Bildung der eiweißverdauenden Säfte. Auch hilft dieses Öl beim Aufbau des Körpers und stellt außerdem Vertrauen her.

DER DÜNNDARM

Der Dünndarm regelt die Aufnahme und Analyse unserer Nahrung. Hier werden die letzten, schwerverdaulichen Reste verdaut und die meisten Nährstoffe finden von hier aus ihren Weg ins Blut und in die Leber.

Auf der psychischen Ebene haben Dünndarmprobleme mit Angst, manchmal aber auch mit einer Kombination aus Freude und Angst zu tun. Hier äußert sich auf der Körperebene, wie Sie geistige und materielle Nahrung analysieren und assimilieren.

Patienten mit Dünndarmproblemen sollten einmal über folgende Fragen nachdenken.

● Was will ich nicht aufnehmen?
● Welche Ängste spüre ich im Bauch?
● Warum habe ich Angst, etwas aufzunehmen?
● Warum gebe ich oft etwas vor?
● Warum fällt es mir schwer, flexibel zu sein?

● Chronische Entzündungen der Dünndarmwand können Sie mit Kamille und Zimt behandeln.
● Durchfall bei Grippe kann mit Geranium behandelt werden; Durchfall durch eine Vergiftung mit Pfefferminz; Durchfall, der durch eine Entzündung der Schleimhaut hervorgerufen wird, mit Kamille und Zimt.

- Fetthaltige Durchfälle (die auf dem Wasser schwimmen) können Sie mit Eukalyptus behandeln. Vermeiden Sie jegliches Fett in Ihrer Nahrung.
- Eiweißhaltigen Durchfall (der nach verfaulten Eiern stinkt) behandeln Sie mit Wacholder. Vermeiden Sie eiweißreiche Nahrungsmittel.
- Durchfall, der durch einen gestörten Zuckerhaushalt verursacht wird (was wiederum zu Gasbildung und Gärung führt) kann mit Geranium behandelt werden.
- Durchfall, der nach einem Trauma oder einer Periode der Angst eingesetzt hat, können Sie mit Zypresse und Myrrhe behandeln.

Der Alarmpunkt für Dünndarmprobleme liegt zwischen

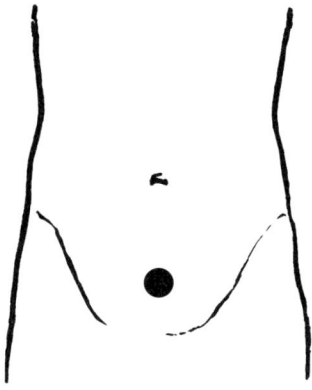

Schambein und Nabel, etwa zweifünftel über dem Schambein und dreifünftel unter dem Nabel.

DER DICKDARM
Im Dickdarm werden dem Nahrungsbrei die letzten Nährstoffe sowie die Feuchtigkeit entzogen. Die Darmflora, eine Gruppe von Bakterien, bricht die verdauten Nahrungsmittel weiter auf und hilft beim Aufbau der Vitamine

des B-Komplexes und des Vitamins K. Außerdem bildet der Dickdarm Schleim, damit der Nahrungsbrei gut weitertransportiert werden kann.

Festhalten und Loslassen sind die Stichworte, über die Sie sich bei Dickdarmproblemen Gedanken machen sollten.

- Welche Dinge sollten Sie eigentlich loslassen?
- Weshalb machen Sie sich Sorgen um Geld?
- Ist Geld wirklich so wichtig für Sie?
- Was wollen Sie festhalten und eigentlich nicht weggeben?

- Um den Dickdarm zu reinigen, nehmen Sie ein Gemisch aus Bohnenkraut, Fenchel und Pfefferminz.
- Mit Oregano, Majoran und Wildem Majoran können Sie den Dickdarm stärken.

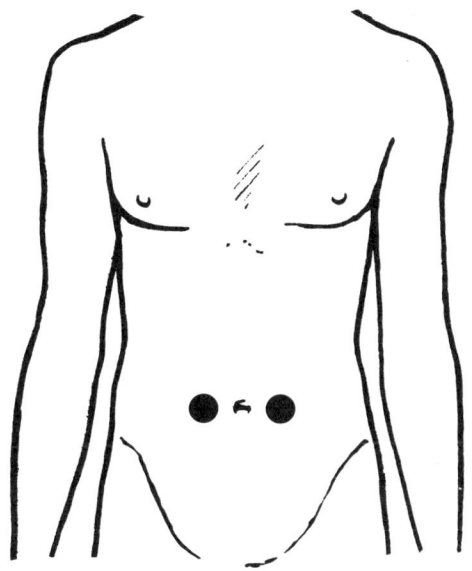

- Verstopfung durch Verspannungen (der Stuhlgang ist dann fingerdünn) behandeln Sie mit Melisse.
- Verstopfung durch eine träge Darmfunktion können Sie mit Rosenholz behandeln.
- Verstopfung, die durch falsche Ernährung bedingt ist, beheben Sie mit Pfefferminz.
- Zitrone und Zypresse wirken Krampfadern (Hämorrhoiden) im Darm entgegen.
- Bei Gasbildung im Darm hilft Gewürznelke.

Die Alarmpunkte für den Dickdarm liegen jeweils drei Finger breit zu beiden Seiten des Nabels. (Abb. Seite 103)

DIE LEBER

Die Leber gehört zwar nicht direkt zum Verdauungstrakt, aber sie ist ein äußerst wichtiges Organ mit einer Vielzahl von Funktionen. Sie produziert beispielsweise Galle, die in der Gallenblase gespeichert wird. Diese Flüssigkeit bereitet die Fette auf die Verdauung vor.

Alle Nährstoffe passieren erst die Leber, bevor sie ins Blut gelangen. Hier werden sie kontrolliert und entgiftet.

Die Leber reguliert den Glukosegehalt des Blutes. Unter dem Einfluß von Insulin (aus der Bauchspeicheldrüse) setzt sie Glukose in Glykogen um und speichert dieses dann. Wenn der Blutzuckerspiegel sinkt, bildet der Körper Glukagon (in der Leber) und Adrenalin (in den Nebennieren), und die Leber setzt Glykogen frei, um dieses dann wieder in Glukose zurückzuverwandeln und an das Blut weiterzugeben.

Die abgestorbenen roten Blutkörperchen werden in der Leber aufgespalten. Das Eisen wird für den weiteren Gebrauch gespeichert und der Rest über die Galle und den Urin aus dem Körper entfernt. Auch schädliche Abfallprodukte werden auf dieses Weise eliminiert.

Die Leber reguliert den Aufbau und die Verwertung der Eiweiße. Unter dem Einfluß der Aminosäuren, die über die Pfortader angeliefert werden, bildet die Leber die Plasma-Eiweiße. Die überflüssigen Eiweiße werden zerlegt, so daß sie ausgeschieden werden können. Auch Vitamin A (Carotin) wird in der Leber gebildet. Die Leber fungiert als wichtiges Blutreservoir, das immer ein Viertel des gesamten Blutvolumens des Körpers enthält. Durch die vielen chemischen Prozesse, die sich in der Leber abspielen und durch die Wärme entsteht, kommt der Leber eine wichtige Funktion bei der Regulierung der Körpertemperatur zu. Aggressivität und Bosheit sind die wichtigsten Gefühle, die mit Leberproblemen in Zusammenhang stehen. Stellen Sie sich daher folgende Fragen:

● Auf welchen Gebieten habe ich die Fähigkeit verloren, objektiv zu urteilen und Werte richtig einzuschätzen?
● Warum kann ich keinen Unterschied mehr machen zwischen dem, was für mich gut und was Gift ist?
● Wie komme ich mit dem Übermäßigen, mit dem Zuviel zurecht?
● Warum will ich zuviel? Warum hat mich mein Expansionsdrang in die Maßlosigkeit getrieben?
● Bin ich in Kontakt mit meiner Religiosität, mit dem Urgrund, oder wird mir durch die Vielheit der Blick auf und die Einsicht in das Eine genommen? Kommen weltanschauliche Themen in meinem Leben zu kurz?
● Fehlt es mir an Vertrauen?

● Myrrhe können Sie bei Eisenmangelanämie einsetzen. Dies ist eine Form der Blutarmut, bei der der Hämoglobingehalt zu gering ist.
● Eine Verstopfung der Pfortader können Sie mit Zypresse behandeln. Gelbsucht und Hepatitis (Leberentzündung) sprechen auf Kamille an.
● Zitrone reinigt die Leber, Rosmarin stärkt sie.

• Lebervergiftungen können mit Weihrauch behandelt werden.
Der Alarmpunkt für die Leber liegt in direkter Linie unter der linken Brustwarze an der sechsten Rippe.

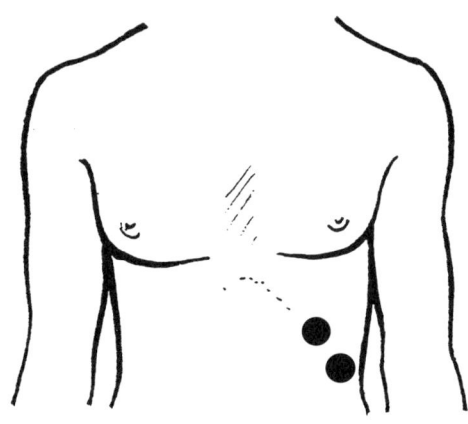

Der Alarmpunkt für die Gallenblase liegt unter der linken Achselhöhle oder auf dem Knorpelfortsatz der siebten Rippe, am Brustbein.

• Entzündungen der Gallenblase lassen sich mit Kiefer und Kamille behandeln.
• Sie können versuchen, Gallensteine mit Kiefer aufzulösen.

DER BLUTKREISLAUF

Das Herz, die großen Blutgefäße und die Kapillaren bilden das Blutkreislaufsystem. Das Herz pumpt das Blut in einem Rhythmus durch den Körper, der gewährleistet, daß alle Zellen und das gesamte Gewebe ständig mit Blut versorgt sind. Der Herzrhythmus wird durch ein Impulsleitungssystem des Herzens selbst reguliert, das nicht von unserem Zentralnervensystem abhängig ist.

Das Blut, das vom Herzen aus durch den Körper gepumpt wird, heißt arterielles Blut, weil es durch die Arterien fließt, und ist reich an Sauerstoff und Nährstoffen. Die Arterien ziehen sich rhythmisch zusammen und bewegen das Blut auf diese Weise durch den Körper. Das venöse Blut, das von den Zellen und aus dem Gewebe zurück zum Herzen fließt, wird durch Klappen an den Innenseiten der Venen am Zurückströmen gehindert.

Blut symbolisiert Leben. Solange unser Blut fließt, sind wir am Leben. Blut ist auch ein Träger unserer Lebenskraft; es ist bei jedem Menschen etwas anders zusammengesetzt. Schon aus ein paar Tropfen Blut kann man eine vollständige Diagnose der Persönlichkeit und des Gesundheitszustandes des betreffenden Menschen stellen.

Blut ist auch ein Symbol für Freude und Freiheit. Menschen mit Kreislaufproblemen haben nicht selten Schwierigkeiten, das Leben so anzunehmen, wie es ist. Es fällt ihnen schwer, der Freude einen angemessenen Platz in ihrem Leben einzuräumen. Krampfadern und andere Probleme mit den Blutgefäßen symbolisieren oft, daß die betreffende Person ihre innere Stütze und Kraft verliert und Halt im Irdischen und Materiellen sucht. Das Gegenteil – ein Mangel an Blut in den Kapillaren – zeigt an, daß der betreffende Mensch das Leben nur mühsam bewältigt und sich nicht gern erdet.

• Alle Veränderungen an den Herzklappen können auf Petitgrain günstig reagieren.

• Verengte Durchgänge (die meist durch eine Vergrößerung des Herzens als Folge von sportlichem Training entstehen) können Sie mit Geranium und Petitgrain behandeln.

• Blutgefäßverengungen sprechen auf Geranium an.

• Teatree kann nach einem Herzanfall helfen, Gewebe neu aufzubauen.

• Entzündungen des Herzens können Sie mit Kamille behandeln.

• Bei Herzrhythmusstörungen ist Petitgrain hilfreich.

• Ein Ödem (eine Feuchtigkeitsansammlung durch eine Herzanormalität) können Sie mit Hilfe von Petitgrain und Majoran lindern.

• Alle Formen von Gefäßentzündungen können Sie mit Zypressen und Kamille behandeln.

• Arteriosklerose, Gefäßverengungen, die durch einen zu hohen Cholesteringehalt des Blutes oder Kalkablagerungen verursacht werden und zu Herzinfarkt, Herzblutungen oder Thrombose führen können, sollten Sie äußerlich mit Arnikamazerat, Anis, Zitrone und Zypresse und innerlich mit Arnikatinktur behandeln.

• Hohen Blutdruck, der durch Nervosität entsteht, behandeln Sie mit Ysop (Lavendel und Melisse); wenn er durch Nierenprobleme verursacht wird, hilft Cajeput und wenn verengte Blutgefäße der Grund sind, können Sie Anis, Zitrone und Zypresse verwenden. Zitrone und Zypresse helfen auch bei Krampfadern.

• Eine schlechte Gerinnungsfähigkeit des Blutes, die eine Folge von übermäßigem Aspiringebrauch, Vitamin K-

Mangel (bei geschädigter Darmflora), einem Mangel an Blutplättchen (eine Erbkrankheit) oder dem Gebrauch blutverdünnender Mittel sein kann, kann mit Zypresse behandelt werden.

● Bei zu starker Durchblutung, etwa bei Hautröte, Masern, Entzündungen, Thrombose, Embolie und so weiter können Sie Zypresse und Geranium einsetzen. Eine schlechte Durchblutung, die durch Thrombosen, Embolien, Gangrän oder Entzündungen bedingt ist, können Sie mit Zitrone und Rosmarin behandeln.

DAS LYMPHSYSTEM

◆

Über das Lymphsystem wissen die meisten Menschen nicht sehr viel, obwohl es eine wichtige Funktion in unserem Körper erfüllt. Die Lymphe regelt unsere Immunabwehr, unsere Abwehr gegen Angriffe von außen (in Form von Krankheitskeimen). Außerdem transportiert sie alle Abfallprodukte ab, die wegen ihrer Gefährlichkeit nicht über die Blutbahn transportiert werden können, zum Beispiel Schwermetalle, Krebszellen, eingekapselte oder tote Krankheitserreger, molekulare Eiweiße und Fette und so weiter. Über das Lymphsystem wird auch überflüssige Flüssigkeit abgeleitet. Es ist sozusagen die »Sonder-Müllabfuhr« unseres Körpers. Das Lymphsystem besteht aus den Lymphbahnen, den Lymphknoten (z. B. den Mandeln), der Thymusdrüse und der Milz.

Ganzheitlich gesehen sind Probleme mit dem Lymphsystem eine Folge davon, daß wir zuviel Aufmerksamkeit auf belanglose Dinge richten und zuviel Energie für Nebensächlichkeiten verschwenden. Viele Lymphprobleme führen zu entzündlichen Prozessen im Körper. Das weist auf ein gestörtes Konfliktverhalten hin. Auch das Eindringen von Krankheitskeimen (oder negativen Gedanken) führt ja zu einem Konflikt: Sie lassen Dinge geschehen, die Sie nicht wollen, und das ist bereits ein Konflikt. Menschen, die viel mit Entzündungen zu tun haben, sollten also zunächst darauf achten, wie sie im Alltag mit Konflikten umgehen.

• Als Folge einer Mandelentzündung kann sich die Eustachische Röhre schließen, die das Mittelohr mit dem Nasen-

Rachenraum verbindet. Sie können dann nicht mehr oder nur noch mit Mühe durch die Nase atmen und haben deswegen den Mund immer offen. Weil die Eustachische Röhre geschlossen ist, ergeben sich große Druckschwankungen im Ohr, was wiederum zu Ohrenentzündungen führen kann. Machen Sie sich deshalb Nasentropfen, die die Mandeln abschwellen lassen.

Dazu nehmen Sie je einen Tropfen Fenchel, Eukalyptus und Bergamotte und lösen diese in 1 ml Alkohol auf und vermischen das Ganze mit 9 ml Brunnenwasser. Verwenden Sie dieses Gemisch als Nasentropfen; geben Sie viermal täglich zwei Tropfen in jedes Nasenloch.

Außerdem können Sie mit Fenchel, Eukalyptus und Bergamotte inhalieren oder Wasser mit Meersalz durch die Nase hochziehen.

• Entzündungen der Rachenmandeln werden meist von Schluckbeschwerden, Fieber, Halsschmerzen und weißen Bläschen im Rachen begleitet. Durch Spülen mit Fenchel, Zitrone und Salbei können Sie diese Beschwerden behandeln.

• Bei einer Ohrenentzündung können Ohrentropfen aus 30 ml Erdnußöl mit je zwei Tropfen Kamille, Majoran und Gewürznelke helfen. Nehmen Sie jedoch nicht mehr als fünfmal täglich drei Tropfen in jedes Ohr.

• Alle Augenentzündungen und andere Augenbeschwerden können Sie mit Kamille behandeln. Wenn gleichzeitig Schwellungen auftreten, können Sie Kamille mit Wacholder kombinieren (manchmal auch mit Salbei). Sie können die Augen mit einer Lösung aus zwei Tropfen Kamille in Quellwasser (und etwas Alkohol) auswaschen, Augenkompressen mit Kamille machen oder Kamille einnehmen.

• Ödeme sind lokale Flüssigkeitsansammlungen, die entstehen, wenn überschüssige Flüssigkeit aus den Geweben nicht abgeführt wird. Wenn ein Ödem durch eine Entzündung oder eine Allergie entsteht, verwenden Sie Kamille und Melisse.

- Bei Ödemen durch Eiweißmangel (durch eine Nieren-krankheit oder Ernährungsfehler) kann Wacholder helfen.
- Ödeme die durch eine gestörte Herzfunktion oder hohen Blutdruck entstehen, können mit Petitgrain, Majoran und Ysop behandelt werden.
- Bei gestauter Lymphe hilft Salbei.
- Wenn die Nierenfunktion gestört ist, hilft Cajeput.
- Eine Vergrößerung der Milz wird durch eine chronische Infektion an irgendeiner Stelle im Körper verursacht. Die Milz wird größer, um der vergrößerten Nachfrage nach weißen Blutkörperchen nachzukommen. Dies führt zu Müdigkeit und Depressionen. Behandeln Sie mit Zitrone oder einem anderen Zitrusöl. Lavendel fördert die Pro-duktion weißer Blutkörperchen.
- Bergamotte hilft bei allen Formen von Drüsenentzün-dung und schützt vor allen eingeatmeten Krankheitserre-gern.
- Zitrone hilft beim Markieren (bei der Spezifizierung der weißen Blutkörperchen) gegen eine bestimmte Krankheit.
- Thymian und Kamille sind allgemeine Hilfsmittel gegen Krankheitskeime. Um sich vor Krankheitserregern zu schützen, können Sie Weihrauch einsetzen.
- Lavendel nehmen Sie als Erste Hilfe bei Blinddarment-zündung.
- Um die Lymphe nach einer Operation von Betäubungs-mitteln zu reinigen, können Sie Salbei, Eukalyptus und Gewürznelke verwenden.
- Probleme mit dem Lymphsystem nach einem Schock (Unfall, Operation oder Schreck) können Sie mit Manda-rine oder einem milden Orangenöl behandeln.

DAS HORMONSYSTEM

◆

Das Hormonsystem ist ein erstaunlicher Regelmechanismus, der von einem winzigen Organ im Gehirn, der Hypophyse, gesteuert wird. Die Hypophyse sendet Signale aus, die alle hormonproduzierenden Organe anregen. Sie registriert anhand des Blutes, ob das Organ reagiert hat, also ob sich das entsprechende Hormon im Blut befindet. Ist das der Fall, so produziert die Hypophyse ein anderes Hormon, um das entsprechende Organ zu veranlassen, die Produktion einzustellen.

Hormone sind Katalysatoren, Stoffe also, die eine bestimmte chemische Reaktion aktivieren, ohne selbst daran beteiligt zu sein. Unsere instinktiven Reaktionen, etwa die Fortpflanzung, Schreckreaktionen, Aggression und so weiter, werden weitgehend durch Hormone gesteuert.

Alle Probleme mit hormonbildenden Drüsen sind auf Gehirnfunktionen zurückzuführen, die den Hormonhaushalt betreffen, auf die Funktion des Hirnstammes und die Koordination der beiden Gehirnhälften. In der linken Gehirnhälfte laufen alle »logischen« Funktionen ab, beispielsweise wissenschaftliches und technisches Denken und praktisches Handeln. Die rechte Gehirnhälfte übernimmt alle Funktionen, die mit Gefühl, Intuition und Kreativität zu tun haben. Hormonprobleme haben immer damit zu tun, daß Links und Rechts nicht gut zusammenarbeiten, daß also Verstand und Gefühl nicht im Gleichgewicht sind.

Die meisten Menschen zollen ihren instinktiven Gefühlen nicht genug Aufmerksamkeit. Wer hormonelle Probleme hat, sollte also darüber nachdenken, weshalb er seine Gefühle zu kurz kommen läßt. Beispielsweise sagt Ihnen Ihr Gefühl, daß Sie etwas nicht tun sollten, während Ihr Verstand Ihnen sagt, daß Sie es tun müssen, weil es viel Geld bringt. Oder Sie haben Lust etwas zu malen, aber das Zimmer muß aufgeräumt werden. Wenn Sie dann doch Ihr Zimmer aufräumen, kommt Ihr Gefühl in Widerstreit mit Ihrem Verstand, was zu Problemen führt. Gestehen Sie sich also ruhig einmal selbst ein, daß Ihnen Ihr Gefühl nicht so wichtig ist wie Ihr Verstand.

Um die Hormonfunktionen mit Hilfe essentieller Öle zu stimulieren, verwenden Sie am besten Lösungen in Alkohol und Wasser. Lösen Sie nicht mehr als drei Tropfen Öl in 5 ml Alkohol auf und vermischen Sie diese Lösung mit 25 ml Quellwasser. Nehmen Sie viermal täglich fünf Tropfen von diesem Gemisch ein. Natürlich können Sie auch ein Massageöl herstellen oder die empfohlenen essentiellen Öle in Packungen auf die Körperstellen legen, die mit dem betreffenden Organ korrespondieren.

DIE HYPOPHYSE

Die folgenden Öle beeinflussen bestimmte Prozesse, die die *Hypophyse* stimulieren:

- Geranium wirkt auf den Teil der Hypophyse, der mit dem Zuckerstoffwechsel zu tun hat.
- Rosmarin und Zitrone stimulieren die Schilddrüse.
- Eukalyptus stimuliert die Bildung von Ei- und Samenzellen.
- Zitronenmelisse wirkt zu Beginn der Schwangerschaft auf das Wachstum des Embryos ein, auf die Teilung der Hoden bei Jungen und auf die Produktion der männlichen und weiblichen Geschlechtshormone.
- Fenchel ähnelt in einer Lösung dem Hormon, das die Produktion der Muttermilch stimuliert.

DIE SCHILDDRÜSE

Die *Schilddrüse* hat eine wichtige Funktion im Stoffwechsel. Sie beeinflußt die Aufnahme von Sauerstoff, das Wachstum bei Kindern, die Körpertemperatur, die Reflexe, die Eiweißsynthese, die Blutbildung und außerdem den Herzrhythmus.

• Um die Schilddrüse zu stimulieren, können Sie Rosmarin und Zitrone verwenden.

• Struma können Sie mit Rosmarin und Grapefruit behandeln. (Bei dieser Krankheit vergrößert sich die Schilddrüse, manchmal, weil sie mangelhaft arbeitet, manchmal, weil sie zu aktiv ist, und oft aus Jodmangel.)

• Lavendel und Grapefruit beruhigen die Schilddrüse.

DIE NEBENSCHILDDRÜSEN

Das Hormon, das von den *Nebenschilddrüsen* produziert wird, reguliert den Kalziumhaushalt. Wenn die Nahrung nicht genügend Kalzium enthält, kann dieses Hormon dem Urin oder den Knochen Kalzium entziehen. Zuviel Nebenschilddrüsenhormon kann zu spontanen Knochenbrüchen, Übelkeit, schlaffen Muskeln, Verstopfung, zuviel Kalzium im Urin und auf diesem Weg zu Nierensteinen oder Nierenfunktionsstörungen führen. (Eine solche Abweichung wird meist durch einen Tumor verursacht, aber auch durch ein insgesamt schlecht funktionierendes Hormonsystem, beispielsweise in den Wechseljahren.)

• Um ein Übermaß an Nebenschilddrüsenhormon zu neutralisieren, können Sie Thuya verwenden.

• Wenn von diesem Hormon zu wenig produziert wird, sind die Muskeln meist gespannt, und es wird kein oder viel zu wenig Kalzium aufgenommen. Behandeln Sie diesen Zustand mit Zypresse und Kalzium.

DIE NEBENNIEREN

Die *Nebennieren* sind kleine Drüsen, die auf der Oberfläche der Nieren sitzen. Sie produzieren Adrenalin, das in Notsituationen ausgeschüttet wird und das Herz kräftiger schlagen läßt, die Leber anregt, Glykogen in Glukose umsetzt, die Darmbewegungen verringert, die Pupillen erweitert und das Nervensystem zu erhöhter Wachsamkeit veranlaßt.

● Oregano erhöht die Adrenalinproduktion, Myrte vermindert sie.

Die Nebennieren bilden auch Kortikosteroide. Diese Hormone regulieren indirekt den Wasserhaushalt, indem sie den Kalium- und Natriumgehalt des Blutes regulieren.

● Wer an der Adison-Krankheit leidet, hat einen Mangel an diesen Hormonen. Hier können Sie Patschuli und Beifuß einsetzen.
● Wenn zuviel von diesen Hormonen produziert wird, können Sie Lavendel und Geranium nehmen.

Der dritte Hormonkomplex, den die Nebennieren ausschütten, sind die Glukosteroide. Diese Hormone erhöhen den Blutzuckerspiegel und sorgen dafür, daß weniger weiße Blutkörperchen produziert werden.

● Beim Cushing-Syndrom werden zuviel Glukosteroide gebildet. Anzeichen dafür sind ein Vollmondgesicht und ein zu hoher Blutzuckerspiegel. Behandeln Sie diese Probleme mit Cajeput oder einem Gemisch aus Geranium und Eukalyptus.
● Wenn zu wenig Glukosteroide gebildet werden, verwenden Sie Myrrhe und Rosmarin.

DIE MÄNNLICHEN GESCHLECHTSORGANE

• Eine Entzündung der Nebenhoden wird immer durch Infektionen der Harnwege verursacht. Nehmen Sie in diesem Fall Kamille.

• Hodenentzündungen werden stets durch ein Trauma hervorgerufen (einen Tritt oder einen Fall). Bei diesem Problem hilft Zypresse sehr gut.

• Eine Prostatavergrößerung können Sie mit Wacholder behandeln.

• Bei Prostataentzündungen verwenden Sie Weizenkeimöl und Kamille (sowohl äußerlich als auch innerlich).

DIE WEIBLICHEN GESCHLECHTSORGANE

Weißfluß macht sich durch eine erhöhte Ausscheidung der Scheidenschleimhaut bemerkbar.

• Weißfluß durch einen zu hohen pH-Wert behandeln Sie mit Zitrone.

• Bei Allergien oder bei Irritationen mit Kamille und Zitronenmelisse.

• Bei Krankheit und Schwäche mit Majoran.

• Bei einer Infektion (meist ist der Ausfluß dann gelblich) mit Lavendel und Myrrhe.

• Bei Pilzbefall (körnige Struktur) mit Geranium und Lavendel.

• Bei Entzündungen des Muttermundes (unangenehmer Geruch) mit Kamille und Geranium.

Die Öle können Sie einnehmen, aber es lassen sich auch gute Resultate erzielen, wenn Sie die essentiellen Öle in Quellwasser auflösen und damit vaginale Spülungen machen. Wenn Sie dies täglich einmal tun, ist das Problem meist innerhalb einer Woche behoben.

MENSTRUATIONSSTÖRUNGEN

Die Menstruation sollte in einem regelmäßigen Rhythmus von etwa achtundzwanzig Tagen auftreten und durchschnittlich vier Tage andauern. Größere Abweichungen von diesem Rhythmus führen zu Problemen und müssen behandelt werden, um gesundheitlichen Schäden vorzubeugen.

• Polymenorrhoe, eine Periode von weniger als 21 Tagen, können Sie mit Rose behandeln.

• Oligomenorrhoe, eine Periode von mehr als 35 Tagen, behandeln Sie mit Muskatellersalbei.

• Hypomenorrhoe, zuwenig Blutfluß bei normaler Periode, behandeln Sie mit Wacholder.

• Hypermenorrhoe, zuviel Blutfluß bei normaler Periode, können Sie mit Zypresse und Rose behandeln.

• Menorrhagie, viel Blutfluß und lang andauernde Menstruation, behandeln Sie ebenfalls mit Zypresse und Rose.

• Metrorrhagie, unregelmäßige Periode durch Nervosität, können Sie mit Zitronenmelisse und Rose behandeln; bei Metrorrhagie durch Schwäche verwenden Sie Rosmarin.

• In der Menopause, wenn die Menstruation aussetzt, nehmen Sie Zypresse und Beifuß.

• Bei allen Menstruationsproblemen empfehle ich auch Nachtkerzenkapseln.

DIE HAUT

Die Haut ist unser wichtigstes und größtes Organ – eine Tatsache, die wir uns nur selten bewußt machen. Sie setzt sich aus drei Schichten zusammen:

Die *Oberhaut (Epidermis)* besteht aus einer Hornschicht aus abgestorbenen Zellen und darunter liegenden lebenden Zellen, die aber bereits absterben und langsam nach oben vordringen, so daß sie später die äußerste Schutzschicht bilden. In diesen Zellen befinden sich die Hautpigmente, die uns vor Strahlungseinflüssen schützen und dafür sorgen, daß sich unter dem Einfluß des Sonnenlichtes Vitamin D bildet. Haare, Nägel und Schwielen der Haut bestehen aus Horn.

Die *Lederhaut (Corium)* besteht aus Bindegewebe, welches durch Papillen fest mit der Epidermis verbunden ist. In diesen Papillen befinden sich die Kapillaren und die Sinnesnerven. Etwas tiefer in der Lederhaut liegen die Schweißdrüsen, die Haare und die Talgdrüsen.

Das *Unterhautzellgewebe (Subcutis)* bestimmt unser Aussehen. Dort werden Fett, Feuchtigkeit und Abfallprodukte gespeichert. Das Unterhautgewebe stellt eine zusätzliche Schutzschicht gegen Temperatureinflüsse, Verletzungen und so weiter dar.

DIE FUNKTION DER HAUT
Die Haut schützt unseren Körper und grenzt ihn von der Außenwelt ab. Sie spiegelt den Zustand der darunterlie-

genden Organe und Strukturen wider. Die Haut eines gesunden unterscheidet sich stets von der eines kranken Menschen. In der Irisdiagnostik, der Reflexzonen-, Nagel- und Haardiagnostik wird von dieser Spiegelfunktion der Haut Gebrauch gemacht. Auch verändert sich die Haut deutlich sichtbar bei Nervosität, Streß und Unwohlsein.

Unsere Haut schützt uns nicht nur vor schädlichen äußeren Einflüssen, sie sorgt auch für den Zusammenhalt des Organismus. Innerhalb der Haut werden alle Energien bewahrt. Wenn nun dieser Zusammenhalt gestört wird – beispielsweise durch eine Hautinfektion – ist die Grenze zur Außenwelt durchbrochen. Es besteht dann sozusagen ein »Leck«, durch das Energie verlorengeht.

Die Haut ist auch ein wichtiges Ausscheidungsorgan; durch Ausschwitzen entledigen wir uns vieler Abfallprodukte. Es konnte häufig nachgewiesen werden, daß das, was der Darm nicht verarbeiten und ausscheiden kann, die Nieren belastet. Wenn auch sie nicht mit der Belastung fertig werden, wird die Leber eingeschaltet; und wenn auch sie überbelastet ist, muß es die Haut verarbeiten. Hautprobleme weisen daher auch stets auf einen Überschuß an Abfallprodukten hin. Viele Hautkrankheiten, wie zum Beispiel Ekzeme, Akne, Psoriasis, Infektionen der Haut oder Ausschläge sind dann oft auch ein direkter Ausdruck des eigentlichen Problems.

Der Haut kommt auch eine wichtige Rolle bei der Regulierung unserer Körpertemperatur zu. Indem wir schwitzen, geben wir sehr viel Wärme ab. Durch Zittern und das Entstehen von »Gänsehaut« wird Wärme produziert beziehungsweise Wärmeverlust verhütet.

Über die Haut registrieren wir Wärme und Kälte, aber auch unser Tastsinn liegt in der Haut – und irgendwo in der Haut muß auch der Sinn liegen, der registriert, wenn wir zärtlich berührt werden. Mit unserer Haut haben wir den meisten Kontakt zur Außenwelt. Hautprobleme weisen immer auf einen gestörten Kontakt zur Außenwelt hin. Die Hautkrankheit intensiviert diese Störung noch weiter, und auf diese Art schließt sich der Teufelskreis. Hautprobleme deuten auf tieferliegende Probleme hin; die Hautkrankheit führt jedoch zu weiteren Beschwerden, durch welche die Aufmerksamkeit vom ursprünglichen Problem abgelenkt wird.

Die Haut ist ein wichtiger Teil unseres äußeren Erscheinungsbildes. Gutes Aussehen spielt in unserer Kultur eine bedeutende Rolle. Ein ganzer Industriezweig lebt davon, Hautpflegemittel herzustellen, die unser Aussehen verbessern sollen, das sehr stark vom Zustand und von der Gesundheit unserer Haut abhängig ist.

Auf der psychischen Ebene haben Hautprobleme immer mit Sorgen, Ängsten und Nervosität zu tun; mit den Dingen, mit denen wir nicht konfrontiert werden wollen; mit Bedrohung; damit, daß wir uns selbst nicht annehmen können; mit Widerwillen und dem Gefühl, irgendwie außerhalb zu stehen.

DER EINFLUSS ESSENTIELLER ÖLE AUF DIE HAUT

Essentielle Öle wirken entgiftend und entschlackend auf die Haut, sie aktivierten die Zellteilung, fördern die Durchblutung und die Sauerstoffaufnahme in Blut und Zellplasma, regulieren den Feuchtigkeits-, Fett- und Nahrungshaushalt und stärken die Hautsinne.

Die essentiellen Öle können auf verschiedenartigste Weise eingesetzt werden: in einem Luftbefeuchter, in einem Inhalator oder in einem Dampfbad für das Gesicht oder den gesamten Körper; als Badezusatz, in Kompressen, Gesichtsmasken oder als Massageöl. Zur Hautreinigung können die essentiellen Öle auch in hydrophilen Ölen, in flüssiger Seife oder in Quellwasser und eventuell auch in Alkohol eingesetzt werden.

• In einen Luftbefeuchter kann man soviel Öl geben, wie man als angenehm empfindet.

• Bei der Anwendung der Öle in einem Dampfbad gilt prinzipiell dasselbe, wenn auch meist mehr als fünf Tropfen als unangenehm empfunden werden. Wenn man ein Gesichtsdampfbad mit einem Handtuch über dem Kopf nimmt, sollte man dem Wasser nicht mehr als drei Tropfen ätherisches Öl zugeben.

• Dem Bad kann man, während das Wasser einläuft, fünf bis zehn Tropfen beimengen; die Öle können aber auch mit Schaumbad, Ei, Milch, Badeöl oder Badesalz vermischt werden.

• Kompressen stellen Sie folgendermaßen her: Füllen Sie etwas heißes Wasser in eine Schale und fügen Sie drei bis fünf Tropfen hinzu. Nehmen Sie dann ein mehrfach gefaltetes Tuch, am besten aus ungefärbter Baumwolle oder Frottee. Tauchen Sie das Tuch für kurze Zeit in das Wasser, wobei nur die erste Schicht naß werden darf. Legen Sie die Kompresse dann auf die entsprechende Stelle; in akuten Fällen können Sie sie alle fünfzehn Minuten wechseln.

• Eine Gesichtsmaske stellt man her, indem man einem Breiumschlag aus getrockneter (grüner) Heilerde, Wasser, Yoghurt, Honig, Eigelb und etwas pflanzlichem Öl einige Tropfen essentielles Öl beimengt. Dieses Gemisch können Sie dann trocknen lassen, ab und zu naßsprühen, mit einem Papiertuch abdecken und dann eventuell mit einer Infrarotlampe oder irgendeinem anderen Licht bestrahlen.

• Zum Reinigen der Haut kann man essentielle Öle verwenden, indem man sie in partiell hydrophilen Ölen (Maisöl, Keim-, Nuß- oder Sojaöl) auflöst. Diese Lösung kann man als Lotion verwenden. Man kann auch eine Art Pseudolotion herstellen, indem man einige Tropfen Öl in Quellwasser oder zunächst in reinem Alkohol und erst dann in Quellwasser »auflöst« (in Wirklichkeit erhält man keine Lösung, sondern eine sogenannte Suspension).

Unsere Haut hat normalerweise keine Seife nötig, sondern kann ebensogut mit Wasser und einer Bürste oder einem rauhen Handschuh gereinigt werden. Gutes Bürsten und Reiben sorgt dafür, daß sich die Haut selbst reinigt und tote Zellen abstößt, besser durchblutet und gesünder wird. Richtiggehender Schmutz muß natürlich mit einer guten Seife entfernt werden, aber wählen Sie dann eine hautfreundliche Seife.

● Auch zum Massieren kann man verschiedene Ölgemische verwenden. Für das Gesicht sollte man ein bis drei Prozent essentielles Öl in einer Basis aus pflanzlichem Öl verwenden; für den Körper kann der Anteil essentieller Öle bis zu zehn Prozent betragen. Früher verwendete ich höhere Dosen, aber Untersuchungen zusammen mit Robert Tisserand haben mich gelehrt, daß man mit Konzentrationen unter zehn Prozent eine bessere Wirkung erzielt.

● Eine Fett- und Nährcreme, die Sie auch als Crememaske verwenden können, stellen Sie her, indem Sie in einem Wasserbad einen Teil Bienenwachs mit fünf Teilen Pflanzenöl erwärmen und anschließend gut umrühren.

● Für eine Öl-Wasser-Creme erwärmen Sie wieder einen Teil Bienenwachs und fünf Teile Pflanzenöl in einem Wasserbad. Hinzu kommen hier aber noch ein Teil Lezithin, drei Teile reiner Alkohol, fünf Teile Quellwasser und eventuell noch etwas Gelantine.

● Eine Emulsion stellt man auf die gleiche Art her, nur fügt man während des Erwärmens noch mindestens fünf Teile Quellwasser hinzu.

DIE HAUTTYPEN

In der Schönheitspflege steht eine gute Analyse der Gesichtshaut an erster Stelle, denn das Gesicht ist immer ein Spiegel der Gesundheit des ganzen Körpers.

• *Die normale Haut.* Normale Haut kann man an einer guten Durchblutung, einem guten Muskeltonus, einer richtigen Hautspannung und einer guten Funktion der Talgdrüsen erkennen. Sie läßt sich mit Ölen behandeln, die zum allgemeinen Gesundheitszustand der betreffenden Person passen. Für eine Standard-Schönheitsbehandlung kann man folgende Öle einsetzen: Lavendel, Geranie, Sandelholz, Rose, Ylang-Ylang und Mandelöl. Diese Öle lassen sich problemlos mischen, obwohl man immer etwas Vorsicht walten lassen sollte, wenn man keine Erfahrung hat. Sie sollten die Öle auch nicht pur auf die Haut auftragen. Dies gilt auch für die folgenden Hauttypen und Beispiele.

• *Die fettige Haut.* Fettige Haut erkennt man daran, daß sie viele große Poren aufweist. Ihre Hornschicht ist dicker als sie sein sollte, und die Talgdrüsen produzieren zuviel Talg, so daß die Haut glänzt und viele verstopfte Poren und Mitesser zeigt. Für diesen Hauttyp sind besonders folgende Öle geeignet: Teatree, Soja, Saflor, Kampfer, Kiefer, Melisse und Bergamotte.

• *Die trockene Haut.* Trockene Haut hat eine feine Struktur mit nur wenigen sichtbaren Poren und eine dünne Hornschicht. Sie ist meist ausgetrocknet und empfindlich. Die trockene Haut kann Mitesser und deutlich sichtbare Poren aufweisen. Das kommt vor, wenn die Haut früher fett gewesen ist oder von Akne befallen war. Folgende Öle sind für die trockene Haut von Nutzen: Mandelöl, Geranie, Salbei, Mandarine, Orange, Jasmin, Avocado, Sandelholz und manchmal Patschuli.

• *Die allergische Haut.* Der allergische, empfindliche Hauttyp leidet oft unter Juckreiz, reagiert stark auf Berührung, ist oft verfärbt, rauh und anfällig für Ekzeme. Hilfreich sind alle Nußöle auf pflanzlicher Basis, wie beispielsweise Erdnuß, Walnuß oder Aprikosenkernöl; weiterhin auch Kamille, Melisse, Muskatellersalbei und Lavendel.

• *Aknehaut.* Akne ist eigentlich ein Sammelbegriff für die verschiedensten Hautprobleme. Die Behandlung dieser Probleme möchte ich im folgenden darstellen. Der »Patient« muß viel an sich arbeiten: Zweimal täglich muß die Haut gereinigt und mit Creme oder Emulsion eingerieben werden. Die Behandlungen (oder wenn diese nicht alle möglich sind, nur die Gesichtsmaske) sollten in der Form einer Kur erfolgen: in der ersten Woche vier Anwendungen, in der zweiten Woche drei Anwendungen, in den beiden folgenden Wochen zwei Anwendungen und dann einen Monat lang eine Anwendung pro Woche. Auch die innere Reinigung darf nicht vergessen werden. Die richtige Ernährung ist hier sehr wichtig.

• *Akne vulgaris,* die »normale« Akne, weist viele infizierte, verstopfte Talgdrüsen mit »weißen Köpfen« sowie viele Mitesser, große Poren und eine grobe Hautstruktur auf. Die folgenden Öle sind hilfreich: Teatree, Muskatnuß, Baldrian, Myrte, Kiefer, Kamille und Sonnenblume.
• Die Akne, die durch große, purpurne Beulen gekennzeichnet ist (allerdings ohne weißliche Eiterherde), welche äußerst schmerzhaft sein können, wird meist durch eine Allergie oder durch Nervosität hervorgerufen. Oft ist dünne Haut mit einer feinen Oberflächenstruktur betroffen, die besonders empfindlich ist. Die folgenden Öle sind hier anwendbar: Olive, Sassafras, Melisse, Kamille, Erdnuß, Nelke, Niaouli und Rosenholz. Auch Leinsamenmasken sind sehr wirksam.
• Akne, die durch hormonale Schwankungen hervorgerufen wird, tritt zum Beispiel bei Mädchen und Frauen mit der Menstruation auf. Auch der Pubertätsakne liegt ein

solcher hormonaler Wechsel zugrunde, der auch die Stimme und den Charakter verändert. Hier können folgende Öle angewandt werden: Erdnuß, Ylang-Ylang, Grapefruit, Baldrian, Sonnenblume, Nachtkerze, Borago, Kampfer, Zitrone, Orange, Mandarine und Petitgrain. Sollten Sie auf der behaarten Haut (im Bart oder im Haar) an Akne leiden, so suchen Sie am besten zunächst nach Allergenen wie beispielsweise Seife, Shampoo oder Rasierwasser. Die Haut sollte dann wie allergische Haut behandelt werden.

• Akne wird auch durch eine falsche Ernährungsweise verursacht, beispielsweise bei Anorexie oder Ernährung mit Süßigkeiten und Fast food. Es ist wichtig, immer zuerst den Körper inwendig zu reinigen und die Diät anzupassen. Hier ist auch psychische Unterstützung notwendig. Treffen Sie eine Auswahl aus den folgenden Ölen: Majoran, Wilder Majoran, Nußöle, Lavendel, Geranie, Fenchel, Salbei und Muskatellersalbei.

Eine andere Möglichkeit, Hautprobleme zu behandeln, besteht darin, anhand der Hauteigenschaften eine individuelle Ölmischung herzustellen.

• *Durchblutung.* Die Durchblutung der Haut ist gut, wenn das Blut innerhalb einer Sekunde zurückströmt, nachdem man auf die Haut gedrückt hat. Ist das nicht der Fall, so sieht die Haut im allgemeinen blaß aus. Um die Durchblutung zu verbessern, kann man ätherische Öle verwenden, zum Beispiel Rosmarin oder Kampfer.

• *Muskel- und Hautspannung.* Die Spannung von Muskeln und Haut kann man prüfen, indem man sie drückt oder zwischen Daumen und Zeigefinger nimmt. Springt die Haut sofort in den ursprünglichen Zustand zurück, ist die Spannung gut. Dauert es länger oder fühlt sich die Haut schlaff an, so ist die Spannung zu schwach. In diesem Fall kann man Zitronenöl anwenden.

- *Hautfeuchtigkeit.* Die Haut hat zu wenig Feuchtigkeit, wenn sie etwas runzelig aussieht. Hier meine ich keine richtiggehenden Falten, sondern lediglich haarfeine, oberflächliche Runzeln. Diese können mit Sandelholzöl behandelt werden.

- *Veränderungen der Talgdrüsen.* Bei *Seborrhoe Oleosa* ist die Haut durch eine verdickte Hornschicht und eine Überproduktion der Talgdrüsen gekennzeichnet. Diese überfettete Haut kann mit Petitgrain, Myrte und Muskatnuß behandelt werden. Fette Haut, die schuppt, kann man mit Zedernholzöl behandeln; Mitesser kann man mit Niaouli entfernen; verstopfte Poren können mit Rosenholzöl und Talgzysten mit Teatree behandelt werden.

- *Veränderungen der Hornhaut.* Solche Veränderungen, wie beispielsweise Milien (das sind weiße Bläschen, die nicht entzündet sind, – eingekapselte Talg- oder Hornzellen) kann man mit einem mit Nelkenöl getränkten Umschlag entfernen. Danach muß man Lorbeer auftragen.

- *Veränderung der Blutgefäße.* Teleangiektasien (chronisch erweiterte Kapillaren) können mit Zypresse behandelt werden. Rosacea (erweiterte Blutgefäße mit Pickeln, Erhabenheiten oder Bläschen) kann man mit Zypresse oder Zitrone behandeln. Spidernaevi (spinnenförmig erweiterte Kapillaren) müssen mit Zypresse behandelt werden.

- *Pigmentveränderungen.* Hyperpigmentierungen wie zum Beispiel Sommersprossen, Muttermale oder Altersflecken können mit Bergamotte oder Zitronenöl zum Verschwinden gebracht werden. Leider gelingt das nicht in allen Fällen.

Zu wenig pigmentierte Haut, zum Beispiel mit Vitiligo und weißen Flecken, kann mit Ylang-Ylang verbessert werden – aber auch hier tritt nicht immer der gewünschte Erfolg ein. Es ist jedoch sicherlich der Mühe wert, es auszuprobieren.

• *Veränderungen des Bindegewebes.* Alle Veränderungen im Bindegewebe, wie beispielsweise Fibrome, Warzen und Xanthelasma, werden mit Thuja behandelt.

Bei Hypertrichosis wird nach der elektrischen Enthaarung Lorbeer aufgetragen.

Mit Rizinusöl und Ylang-Ylang kann der Haarwuchs gefördert werden.

Eine andere Art der Behandlung folgt den östlichen Diagnosemethoden, die mit Reflexzonen arbeiten. Man geht davon aus, daß sich auf der Oberfläche der Gesichts- und Körperhaut Reflexzonen befinden, welche mit bestimmten Organen korrespondieren. Mit passenden ätherischen Ölen können diese Organe an den entsprechenden Reflexzonen behandelt werden. Es kommt zum Beispiel manchmal vor, daß Akne nur am Kinn auftritt und etwas mit einer verminderten Nierenfunktion zu tun hat. Die Nieren selbst müssen jedoch nicht erkrankt sein. Diese Form von Akne kann gut mit Cajeput behandelt werden. Reiben Sie das Öl – dreimal täglich einen Tropfen – auf das Kinn.

- Pickel, Mitesser oder auffallend fettige Stellen werden auf den Reflexzonen mit den folgenden Ölen behandelt:
  1. Nieren – Cajeput
  2. Blase – Wacholder
  3. Leber – Zitrone
  4. Gallenblase – Geranium
  5. Magen – Fenchel
  6. Milz – Kamille
  7. Dünndarm – Bergamotte
  8. Herz – Petitgrain
  9. Lunge – Ylang-Ylang
  10. Dickdarm – Pfefferminz
  11. Geschlechtsorgane – Rose
- Trockene Flecken, Schuppen oder Ekzeme werden auf den Reflexzonen mit den folgenden Ölen behandelt:
  1. Nieren – Sandelholz
  2. Blase – Lavendel
  3. Leber – Kamille
  4. Gallenblase – Rosenholz
  5. Magen – Salbei
  6. Milz – Myrte
  7. Dünndarm – Zedernholz
  8. Herz – Ylang-Ylang
  9. Lunge – Patchuli
  10. Dickdarm – Borago
  11. Geschlechtsorgane – Vetiver

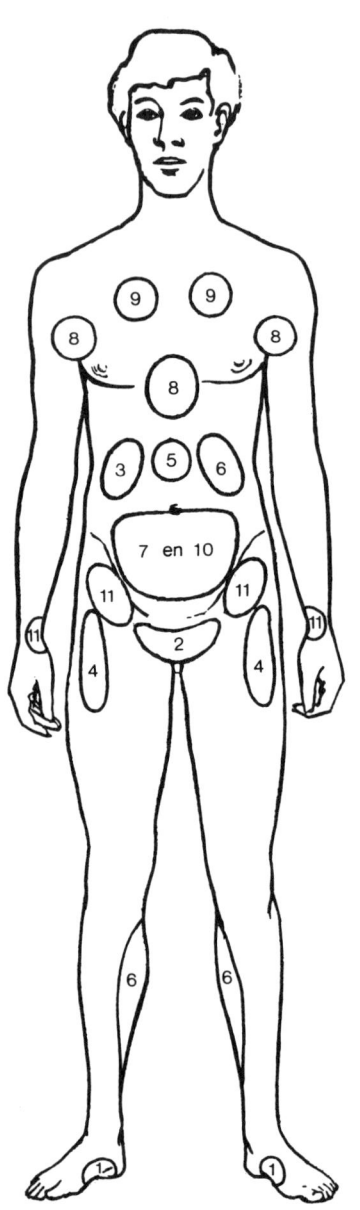

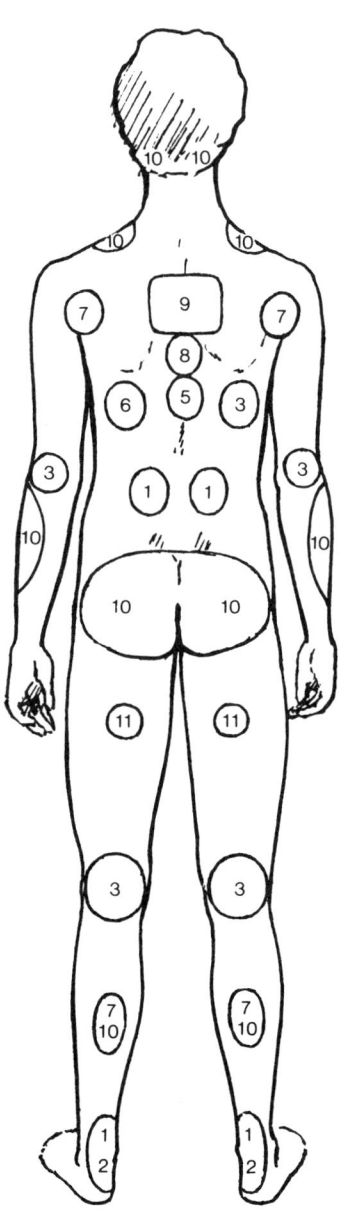

131

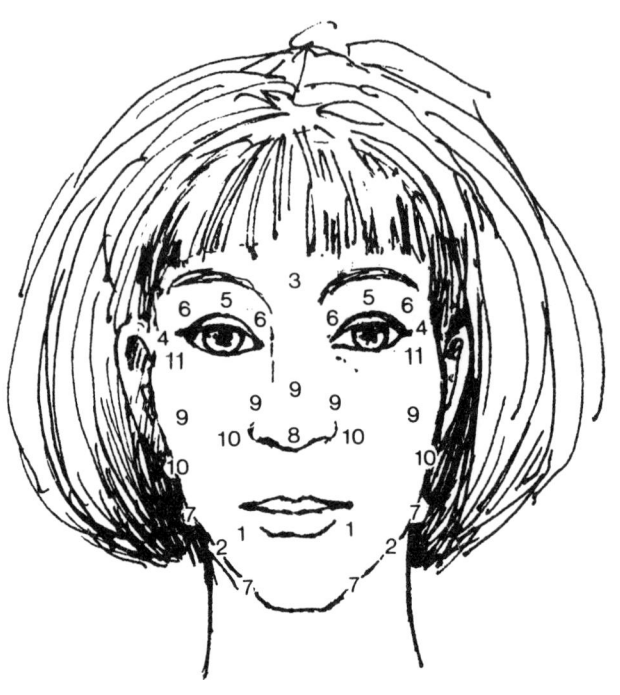

DIE ERNÄHRUNG

Die Ernährung ist für die Gesundung mindestens so wichtig, wie alle Heilmittel zusammen. Die moderne Lebensweise stellt eine große Belastung für unseren Körper und unseren Geist dar. Die Hektik und der Streß, mit denen wir leben, verlangen unserem Menschsein das Äußerste ab. Es ist daher besonders wichtig, daß wir uns gut ernähren, damit unser Körper den Anforderungen standhalten kann, denen er täglich ausgesetzt ist. Die Nahrung liefert uns die nötige Energie. Ungesunde Nahrung enthält viele Schlackstoffe, was bedeutet, daß viele Abfallprodukte anfallen. Die Ausscheidungsorgane haben dann viel zu tun, um den Körper von diesen Abfällen wieder zu befreien.

• Mit dem Ausatmen eliminieren *die Lungen* viele Abfallprodukte. Wenn sie jedoch mit zuviel Abfall belastet werden, können sie nicht alles verarbeiten. In diesem Fall verbleiben die restlichen Abfallstoffe als Rückstand im Lungengewebe. Auf diese Art entsteht etwa die Raucherlunge, aber auch Bronchitis kann so hervorgerufen werden.

• *Die Haut* ist unser größtes Ausscheidungsorgan. Sie schwitzt viele Abfallprodukte aus. Wenn diese Funktion gestört ist – etwa weil mehr Abfallstoffe zugeführt werden als ausgeschieden werden können –, entstehen Ekzeme, Akne, Psoriasis und andere Hautprobleme.

• *Die Leber* ist dasjenige Organ, welches die Nahrung entgiftet; was sie nicht bewältigen kann, speichert sie.

Gewohnheitsmäßige Trinker haben deshalb auch immer eine angeschwollene, kranke Leber. Die Teile, in denen die Leber Giftstoffe abgelagert hat, arbeiten nicht mehr. Auf diese Weise sinkt die Produktivität der Leber nach und nach, und es treten Leberschmerzen auf.

● *Die Nieren* sind unsere »Filterorgane«. Sie filtern das Blut und extrahierten die Abfallstoffe (die dann ausgeschieden werden), während die Stoffe, die der Körper braucht, an das Blut abgegeben werden. Bei einer übermäßigen Zufuhr von Abfallprodukten werden diese Filter verunreinigt, wodurch Giftstoffe in den Nieren zurückbleiben und Schaden am Gewebe verursachen können. Es besteht auch die Möglichkeit, daß Giftstoffe an das Blut zurückgeleitet und wertvolle Nährstoffe ausgeschieden werden; auch das kann zu Krankheiten führen.

● Ein verunreinigter *Darm* ist eine der häufigsten Krankheitsursachen. Die moderne Wohlstandsnahrung enthält nur wenig faserstoffhaltige Elemente, wodurch es den Gedärmen an Stimulation mangelt und sie ihre Funktion nicht mehr ganz erfüllen können. Wenn dies der Fall ist, bleiben viele Abfallprodukte an den Darmwänden haften. Diese Schlacken behindern dann den Darm bei der Aufnahme von Nährstoffen und bei der Beseitigung von Abfallstoffen. Die Folge ist, daß der Darm noch weiter mit Schlacken verstopft wird.

Über Ernährung sind schon viele Bücher geschrieben worden; dieser Abschnitt kann daher auch nicht mehr als eine kleine Einführung in dieses Gebiet sein. Ich werde hier nur Mittel vorschlagen, die ich in der Praxis erprobt habe und die eine gute Wirkung zeigen.

Beginnen Sie jeden Tag mit einem Glas warmem, abgekochtem Wasser. Das ist eine hervorragende Möglichkeit, den ganzen Körper anzuregen. Auch der Blutkreislauf wird dadurch stimuliert, was für eine gesunde Verdauung nötig ist. Wenn man verstimmt, ängstlich oder ärgerlich ist, wirkt ein Glas Wasser mit einem Tropfen Blütenöl, etwa Neroli, Lavendel oder Ylang-Ylang, wahre Wunder. Es ist wichtig, zunächst vom Wasser zu sprechen, denn wir sollten viel mehr Wasser trinken, da es eine essentielle Grundlage unserer Ernährung darstellt.

Wenn Sie sich nicht wohl fühlen, wenn Sie das Gefühl haben, dick und vollgegessen zu sein, dann ist Ihr Verdauungssystem überlastet, und Sie sollten sich einen Tag lang Zeit nehmen und vierundzwanzig Stunden lang nur Wasser trinken (am besten Quellwasser ohne die chemischen Zusätze, mit denen unser Leitungswasser belastet ist) und sonst nichts. Ihr Körper kann die Nahrung dann in aller Ruhe verarbeiten und wird sich ganz von selbst wieder erholen.

Bereiten Sie all Ihre Nahrung mit Sorgfalt und Liebe zu. Die Nahrungsmittel behalten auf diese Art ihre Kraft, und die Verdauung funktioniert besser, wenn das Essen auch lecker aussieht. Essen Sie ruhig und langsam. Der Verdauungsvorgang beginnt schon im Mund, und wenn dort die Arbeit gut getan wird, können auch die anderen Organe ihre Arbeit gut ausführen. Schlecht gekaute Nahrung liefert viel mehr Abfallprodukte und trägt so zur Verunreinigung des Darmes bei. Trinken Sie während des Essens so wenig wie möglich, denn Trinken behindert die Produktion der Verdauungssäfte.

Versuchen Sie auch, bewußt zu essen und sich auf das zu konzentrieren, was Sie essen. Anfangs ist dies sicherlich mühsam, aber nach einiger Zeit sollte es Ihnen leichter fallen. Konzentrieren Sie sich auf Geschmack, Geruch und Farbe der Nahrung. Je bewußter Sie essen, desto besser kann Ihr Körper die Nahrung aufnehmen, und Sie benötigen auch weniger Nahrung.

Achten Sie auf die vitalen Grundstoffe. Damit meine ich, daß Sie darauf achten sollten, frische Nahrung zu sich zu nehmen, die noch ihre ganze Vitalkraft besitzt. Essen Sie nichts, was schon alt oder verdorben ist. Damit können Sie Ihren Körper vor Schaden bewahren und gesund erhalten. Essen Sie viel Rohkost, Obst und frisches Gemüse; dies ist faserstoffreiche Kost mit vielen Vitaminen, Mineral- und Nährstoffen. Versuchen Sie, soviel wie möglich mit pflanzlichen Ölen, etwa Sonnenblumenöl, zu kochen und zu backen. Es belastet nämlich die Leber nicht unerheblich, wenn man immer Butter verwendet. Über fettere Speisen können Sie etwas Zitronensaft geben; das hilft bei der Verdauung.

Vermeiden Sie künstlich gedüngtes Obst und Gemüse (wie beispielsweise Gemüse oder Obst aus dem Treibhaus oder Obst und Gemüse, welches mit Insektiziden oder Kunstdünger behandelt wurde), denn diese Nahrung hat viel weniger Nährstoffe als natürlich gewachsene. Die Energie der Nahrung wird auch durch den Zusatz von Konservierungsmitteln, Farb-, Geruchs- und Geschmacksstoffen vermindert, die wir überhaupt nicht benötigen.

VERSTOPFUNG

Heutzutage ist Verstopfung eines der häufigsten Probleme. Ein gesunder Darm muß sich zweimal täglich entleeren; ein gesunder Mensch hat also zweimal täglich Stuhlgang. Wir essen jedoch zu wenig faserstoffreiche Nahrung, trinken zu wenig (pro Tag sollten wir mindestens anderthalb Liter trinken), wir kauen zu kurz, haben zu wenig körperliche Bewegung, eine schlechte Atmung (der Darm wird also nicht durch die rhythmische Atembewegung massiert), und wir essen die falsche Nahrung, nämlich solche, die zu sehr behandelt wurde, so daß es ihr an den unverdaulichen Bestandteilen mangelt, die die Darmwand stimulieren.

Eine wichtige Ursache für Verstopfung ist oft auch psychische Anspannung. Versuchen Sie, den Ursachen solcher Anspannungen nachzugehen, und tun Sie dann etwas dagegen. Nehmen Sie keine Abführmittel; und wenn es doch einmal nötig ist, keinesfalls länger als zwei Tage hintereinander, da solche Mittel den Darm träge machen und ihn in seiner Funktion behindern. Ein Löffelchen pflanzliches Öl, Heilerde, essentielle Öle, Kräutertee, Pflaumen, Leinsamen, Müsli, Kleie und so weiter können wahre Wunder wirken.

Nehmen Sie immer ein Frühstück zu sich. Am besten ist es, gut zu frühstücken und während des restlichen Tages lediglich zwei leichte Mahlzeiten zu essen. Es ist besser, wenn Sie zweimal täglich eine leichte Mahlzeit zu sich nehmen als einmal täglich eine schwere. In aller Ruhe etwas Joghurt mit Früchten zu essen ist auch immer besser, als hastig ein opulentes Mahl zu verschlingen. Vor allem abends sollten Sie nicht zuviel zu sich nehmen, denn erstens schlafen Sie mit vollem Magen nicht gut, und zweitens arbeitet die Verdauung nachts nicht so gut, weil dann der Körper anderen Aufgaben nachkommen muß. Nachts werden nämlich die »Unterhaltsarbeiten« ausgeführt, und Schäden an Organen werden repariert.

Verwenden Sie beim Kochen viele aromatische Kräuter oder essentielle Öle. Dies hilft der Verdauung und beugt Problemen mit schwer verdaulicher Nahrung vor. Einige Menschen reagieren beispielsweise mit Gasbildung auf den Verzehr von Hülsenfrüchten. Frisches Bohnenkraut oder einige Tröpfchen essentielles Öl helfen diesem Problem ab. Wenn Sie Zucker zu sich nehmen, können Sie die schädlichen Nebenwirkungen mit einem Tröpfchen Pfefferminzöl abwenden. Das wirkt der Karies und der Gährung entgegen und hilft dem Körper, den Zucker zu verwerten.

Fassen wir kurz zusammen, was gut für uns ist:
- viel frisches Obst und Gemüse
- Getreide, Nüsse und Müsli
- Schwarzbrot und Vollkornprodukte
- Sauermilchprodukte, beispielsweise Yoghurt, Quark oder Buttermilch
- Käse
- Honig
- aromatische Kräuter
- Mineralwasser
- reine Fruchtsäfte ohne Zuckerzusatz
- Kräutertees

Seien Sie vorsichtig mit:
- Eiern (Essen Sie nicht mehr als etwa vier pro Woche.)
- Fleisch und Fisch (Essen Sie nur frisches Fleisch oder frischen Fisch. Sie sollten auch nicht jeden Tag Fleisch oder Fisch essen und höchstens 50 bis 75 Gramm an einem Tag. Untersuchungen haben gezeigt, daß der gesunde Körper nicht mehr als höchstens 75 Gramm Fleisch oder Fisch verdauen kann. Anstelle von Fleisch oder Fisch können Sie Champignons, Sojaprodukte, Austernpilze und ähnliches essen.)
- Fetten Molkereiprodukten wie Vollmilch, Kaffeesahne oder Schlagsahne.
- Alkohol und starken Getränken. (Ein Glas Bier oder Wein kann die Verdauung fördern. Trinken Sie jedoch nicht jeden Tag und dann nicht mehr als ein oder zwei Gläser.)
- Starker Tee oder Kaffee kann unserem Körper ebenfalls Probleme machen. Zu starken Tee können Sie mit einem Schuß Milch neutralisieren, wie es in England üblich ist. Kaffee kann man mit einer Prise Salz kochen, wie man es früher gemacht hat; das neutralisiert den Kaffee etwas. Auch türkischer Kaffee ist gut. Kochen Sie Ihren Kaffee mit etwas Rohrzucker. Wenn Sie aber ein gesundes Leben

führen und Ihre Gesundheit erhalten wollen, trinken Sie nicht mehr als zwei Tassen pro Tag, und auch das nicht jeden Tag.

• Vermeiden Sie Schweinefleisch, Aal und Muscheln, weißen raffinierten Zucker und Süßigkeiten sowie Weißbrot und andere Weizenmehlprodukte.

Meistens ist es notwendig, den Körper zu reinigen, besonders wenn man ernsthafte und chronische Erkrankungen mit Erfolg behandeln will. Ich arbeite zwar schon seit einigen Jahren auf diesem Gebiet, habe aber erst jetzt eine Kur gefunden, die wirksam ist und von beinahe jedem angewandt werden kann. Sie wurde von Yerba Prima auf den Markt gebracht und besteht aus einer speziellen Kräutertablette sowie einer Kombination aus bestimmten Faserstoffen, Hautmassage, einer Wassertrinkkur und Reinigungsöl oder Salbe in Kombination mit essentiellen Ölen. Dieses Programm können Sie an jedes einzelne Ausscheidungsorgan anpassen oder für alle zusammen anwenden. Die Mittel werden einige Zeit lang zusätzlich zur normalen Nahrung angewandt. In Abhängigkeit von den Problemen und dem Gesundheitszustand des Patienten wird die Kur auf- und abgebaut. Diese Kur kann ein bis sechs Monate dauern. Während der Kur wird die Diät individuell angepaßt, so daß der Patient in einen stabilen Zustand kommt.

DIE SCHWANGERSCHAFT

Im alten Indien (selbstverständlich nur in den reichen Gesellschaftsschichten) wurden schwangere Frauen von allen weltlichen Problemen isoliert, in einer farbenfrohen und mit Gerüchen angereicherten Umgebung verwöhnt und mit ausgesuchten Kräuterölen regelmäßig massiert, um so Mutter und Kind in einer optimalen Verfassung zu erhalten. Die Philosophie dahinter ist klar: Eine gesunde Mutter sollte so wenig Sorgen wie möglich ausgesetzt sein, damit das Kind eine optimale Chance in seinem neuen Leben hat.

In unserer Zeit ist dies wohl nicht immer ganz durchführbar, obwohl ich schon meine, daß die Schwangerschaft eine Zeit ist, in der die Frau besonders auf sich achten, sich schonen und verwöhnen sollte. Diese Zeit ist anstrengend für den Körper, was sich auf vielen Ebenen auf Ihre Energien auswirkt – aber sie ist selbstverständlich die Mühe wert.

Sie sind emotional sehr mit Ihrem Kind beschäftigt, aber Ihr Leben verändert sich ständig, und es ist häufig mühsam, mit diesen Veränderungen Schritt zu halten oder ihnen sogar zuvorzukommen. Machen Sie sich jedoch vor allem klar, daß eine Schwangerschaft keine Krankheit ist, sondern ein wunderbarer Abschnitt Ihres normalen Lebens, ungeachtet aller Probleme, die es geben mag.

Jede werdende Mutter weiß, daß es von großer Wichtigkeit für das gesunde Wachstum ihres Kindes ist, gesund zu essen, nicht zu rauchen und keinen Alkohol zu trinken. Vermeiden Sie Kaffee, schwarzen Tee und Medikamente; auch natürliche Heilmittel können schädlich sein. Fragen

Sie also immer Ihren Arzt oder Heilpraktiker. Daneben gibt es aber viele Möglichkeiten, um den Körper mit essentiellen Ölen in optimaler Verfassung zu halten. Nehmen Sie die Öle jedoch möglichst nicht ein; sie können auch in Massagen, Bädern und in Duftlampen ausreichend wirken.

Essentielle Öle, welche die Menstruation erleichtern, sind gerade zu Beginn einer Schwangerschaft eher schädlich, weil sie die Gebärmutter auf eine in diesem Fall unerwünschte Weise stimulieren und Fehlgeburten provozieren können. Andere essentielle Öle sind gefährlich, weil das ungeborene Kind zuviel davon aufnimmt, was nicht gerade zu seinem Besten ist.

• In klinischen Tests haben sich folgende Öle als schädlich erwiesen: Beifuß, Basilikum, Gewürznelke, Ysop, Majoran, Myrrhe, Oregano, Salbei, Arnika, Wacholder, Wilder Majoran, Pennyroyal, Zypresse, Zimt (Rinde) und Kampfer.

• Mit den folgenden Ölen sollten Sie äußerst vorsichtig umgehen, sie zunächst testen (beispielsweise mittels Kinesiologie oder Elektroakupunktur) und sie auch dann noch sparsam gebrauchen: Pfefferminz, Anis, Fenchel, Zimt (Blätter), Muskatellersalbei, Jasmin, Rose und Rosmarin.

• Cajeput, Eukalyptus, Niaouli und Kiefer sind gut gegen Erkältung und alle möglichen Probleme in den Atemwegen.

• Kamille hilft bei Problemen mit trockener Haut, zum Beispiel bei Ekzemen oder Schwangerschaftshaut. Ferner ist es eine sehr gute Hilfe bei Verdauungsproblemen.

• Geranium hilft bei Problemen mit der Durchblutung (gebrauchen Sie es jedoch sparsam).

• Weihrauch schützt Mutter und Kind und hilft der Mutter, ihren Humor zu behalten.

• Lavendel hilft bei allen Formen der Übermüdung, bei

Schlaflosigkeit, Nervosität, Verspannungen, Schmerzen und Hautirritationen.

• Zitrone stärkt die Blutgefäße und die Abwehrkräfte und ist gut gegen zu hohen Blutdruck.

• Neroli ist ein wahrer Segen bei Hautproblemen, Verspannungen und Nervosität.

• Orange ist ein verstärkendes Öl und ein Tonikum für das Nervensystem.

• Sandelholz wirkt krankhaften Schwellungen entgegen und stärkt die Harnwege und die Nieren.

• Mandarine ist das Öl, das ich am häufigsten für die werdende Mutter und ihr Kind verwende. Es führt zu Harmonie, neutralisiert Traumata und Sorgen und hilft außerdem dabei, Striae vorzubeugen.

Bevor ich auf die während der Schwangerschaft am häufigsten auftretenden Probleme zu sprechen komme, rate ich jeder Schwangeren ganz allgemein, sich gut auszuruhen, oft die Füße hochzulegen und es sich bequem zu machen, die Entspannung zu genießen, gute Musik zu hören oder ein gutes Buch zu lesen und so weiter. Auch Körperübungen für Schwangere sollten in dieser Zeit zur täglichen Routine werden.

• *Übelkeit* tritt gerade zu Beginn der Schwangerschaft häufig auf, weil sich der Körper erst an den veränderten Hormonhaushalt gewöhnen muß. Häufig geht die werdende Mutter noch etwas nervös mit der neuen Situation um. Das geht von selbst wieder vorbei, aber es ist dennoch sehr unangenehm, und daher ist es das beste, gleich etwas gegen die Schwangerschaftsübelkeit zu unternehmen. Fangen Sie am besten bei Ihrer Ernährung an: Essen Sie öfter und nur kleine Bissen und vermeiden Sie fette und schwer verdauliche Nahrung. Es kann auch hilfreich sein, im Bett zu frühstücken. Essen Sie langsam und kauen Sie gut.

Kamillen- und Fencheltee sind hilfreich. Außerdem können Sie Ihre Ohrläppchen mit Pfefferminz- oder Fenchellösungen oder mit reinem Zitronenöl massieren.

- *Krampfadern.* Durch die hormonellen Veränderungen im Körper werden die Blutgefäße etwas durchlässiger und schwächer. Um dem entgegenzuwirken, ist es wichtig, daß Sie nicht allzu lange stehen; wenn Sie sitzen, sollten Sie die Beine etwas höher legen. Das folgende Massageöl kann sehr gut helfen, wenn Sie zweimal täglich Ihre Beine damit massieren.

25 ml Safloröl
5 ml Weizenkeimöl
5 Tropfen Zitronenöl
5 Tropfen Geraniumöl
5 Tropfen Zypressenöl

- *Striae.* Das sind die häßlichen Streifen, die auf der Haut erscheinen, wenn sie unter zu großer Spannung steht. In Wirklichkeit handelt es sich um feine Narben auf der leicht aufgerissenen Haut. Wenn diese Narben erst einmal entstanden sind, lassen sie sich nicht wieder unsichtbar machen; eine Narbe bleibt eine Narbe. Wenn Sie jedoch Ihre Haut gut behandeln, können Sie viel Schaden vermeiden. Das folgende Massageöl ist nicht nur für die Haut des Bauches gut, sondern auch für die Brüste und das Kind in Ihnen.

25 ml Olivenöl
5 ml Weizenkeimöl
7 Tropfen Kiefernöl
7 Tropfen Mandarinenöl
1 Tropfen Geraniumöl

Sie sollten dieses Öl regelmäßig anwenden, in jedem Fall aber zweimal täglich.

● *Rückenschmerzen.* Viele werdende Mütter haben Probleme mit lästigen Rückenschmerzen, die daher rühren, daß das zusätzliche Gewicht des Babys eine große Belastung für den Rücken darstellt. Während der Schwangerschaft verändert sich auch die Krümmung des Rückens. Massagen können hier Erleichterung schaffen, aber auch aromatische Bäder mit essentiellen Ölen, insbesondere Neroli, Rose, Lavendel, Mandarine, Sandelholz oder Kamille sind sehr wohltuend. Vermischen Sie das Öl mit einem Ei, etwas Honig oder Milch und nehmen Sie nicht mehr als fünf Tropfen für ein großes Bad. Das Massageöl für den Rücken enthält:

25 ml Sesam- oder Sojaöl
5 ml Weizenkeimöl
7 Tropfen Lavendelöl
7 Tropfen Sandelholzöl

● *Schlafstörungen.* Während der Schwangerschaft leiden viele Frauen unter Schlafstörungen. Es ist etwas mühsam, mit dem dicken Bauch zu schlafen, aber auch Verspannungen und hormonelle Veränderungen können die Ursachen sein. Ein warmes Bad mit Neroli, Lavendel, Mandarine oder Kamille kann schlaffördernd wirken. Sie können eines dieser Öle auch in Ihrem Schlafzimmer verdampfen oder einen Tropfen davon auf Ihr Kissen geben.

● *Verstopfung.* Während der Schwangerschaft ist ein schlechter Stuhlgang besonders irritierend, weil er ein Gefühl des Aufgeblähtseins mit sich bringt, das die gesamte Verfassung stört. Sorgen Sie für viel faserstoffreiche Nahrung, beispielsweise frische Früchte, Obst und

Salat. Denken Sie auch daran, genug zu trinken, und massieren Sie eventuell zusätzlich Bauch und Rücken.

● *Geschwollene Füße*. Bei Schwangerschaften im Sommer kann es unter anderem zu geschwollenen Fußgelenken und Ringen unter den Augen kommen. Machen Sie sich bei heißem Wetter kalte Kompressen um die Fußgelenke, setzen Sie sich nicht in die Sonne und denken Sie daran, nicht zuviel Salz zu sich zu nehmen. Massieren Sie die Nierenzonen und Ihre Füße mit dem Massageöl aus Lavendel und Sandelholz, das Sie auch gegen Rückenschmerzen einsetzen können (Seite 144).

● *Hautprobleme* wie Juckreiz, irritierte Narben und trockene Haut können mit einer Mischung aus 300 ml Mandelöl und 10 Tropfen Lavendel gelindert werden.
Bei brüchigen Nägeln kann ein Gemisch aus zwei gleichen Teilen Mandel- und Zitronenöl helfen. Massieren Sie abends Ihre Nägel damit ein.

● *Zwei Wochen vor dem berechneten Geburtstermin* sollten Sie damit beginnen, Ihren Bauch regelmäßig mit einem Massageöl aus 30 ml Mandelöl, 3 Tropfen Muskatellersalbei und 2 Tropfen Neroli einzureiben. Außerdem sollten Sie viel Muskatnuß im Essen verwenden.

● *Während der Entbindung* können Sie Kiefern- oder Eukalyptusöl auf Ihre Brust reiben, um die Atmung zu unterstützen.
Neroli und Lavendel helfen bei der Entspannung. Sie können diese Öle verdunsten oder in warmen Kompressen anwenden.

● *Stillen*. Geben Sie, wenn möglich, Ihrem Kind auf jeden Fall die Brust. Sie können damit vielen Allergien (Babys

145

sind häufig allergisch gegen Kuhmilch) und Darmproblemen Ihres Kindes vorbeugen. Außerdem bekommt Ihr Kind über die Muttermilch Abwehrkräfte gegen Krankheitskeime mit, wodurch es stärker wird und besser in seiner neuen Umgebung bestehen kann. Und schließlich und vor allem stellt das Stillen eine gute Beziehung zwischen Mutter und Kind her.

Um den Milchfluß anzuregen, kann Fencheltee und Massageöl mit Fenchel (30 ml süßes Mandelöl mit 10 Tropfen Fenchel) eine gute Hilfe sein.

Wunden Brustwarzen können Sie vorbeugen, indem Sie während der Schwangerschaft Brüste und Brustwarzen mit dem Öl massieren, das ich bereits im Zusammenhang mit Striae auf Seite 143 beschrieben habe. Falls Sie dennoch wunde Brustwarzen bekommen sollten, rate ich Ihnen, das folgende Gemisch auszuprobieren: 30 ml Mandelöl mit 3 Tropfen Rose, 5 Tropfen Geranium und 5 Tropfen Zitrone. Damit können Sie sich auch Erleichterung bei einer schmerzhaften Brustentzündung verschaffen.

ÄTHERISCHE ÖLE FÜR DAS BABY
Ein allgemein einsetzbares Massageöl, das ich oft für Babys gebrauche, besteht aus 30 ml Sojaöl mit 5 Tropfen Kiefer und 5 Tropfen Mandarine.

Babys finden es wunderbar, mit Öl massiert zu werden; sie genießen es sichtlich.

Die folgenden Öle eignen sich für Babys im ersten Lebensjahr. Wenden Sie die Öle bei einem Kleinkind niemals innerlich an, sondern verdampfen Sie sie, geben Sie einen Tropfen ins Badewasser oder stellen Sie ein Massageöl mit Soja- oder Mandelöl her. Verwenden Sie nie mehr als ein Prozent essentielles Öl in einer Mischung.

● Lavendel beruhigt das Baby und hilft beim Einschlafen. Lavendel hilft auch bei Schmerzen, etwa Ohrenschmerzen oder Zahnschmerzen, bei entzündeten Augen (lösen Sie einen Tropfen Lavendel in etwas Alkohol auf, füllen Sie diese Lösung mit abgekochtem Wasser auf und waschen Sie dann mit diesem Wasser die Augen aus) und bei Hautproblemen wie Juckreiz oder Fieberbläschen.

• Kamille und Fenchel können bei Koliken und allen Arten von Darm- und Verdauungsbeschwerden wahre Wunder bewirken. Auch Kamillen- und Fencheltee mit Honig helfen hier sehr gut.

• Kamille und Sandelholz helfen bei trockener Haut, Ekzem und Milchschorf.

• Kiefer und Eukalyptus lindern Atemprobleme und Erkältungen.

• Mandarine bringt Harmonie und hilft dem Baby, das Geburtstrauma zu überwinden.

LUFT – WASSER – ERDE – FEUER

◆

In diesem Kapitel möchte ich auf die Verbindungen der essentiellen Öle mit den vier Elementen eingehen. Die essentiellen Öle stehen mit allen Elementen in Verbindung. Sie kommen aus der Erde, sind wässerig, bewahren die Lebenskraft der Pflanze, indem sie mit ihrem Duft die Luft erfüllen, und erhalten das Feuer des Lebens. Der Umgang mit essentiellen Ölen ist also keine Methode im eigentlichen Sinne, sondern vielmehr eine Lebensweise, bei der wir uns unseres Körpers und unseres Tuns klar bewußt sind, die uns mit Respekt vor allem Lebendigen erfüllt und uns die Gewißheit gibt, daß all dies eine wichtige Funktion in unserem Leben hat.

Der Mensch ist eine Ganzheit, eine Einheit aus Körper, Seele und Geist, in der alle Elemente eine Rolle spielen. Wir bestehen zu etwa vierzig Prozent aus fester Materie (Erde) und zu sechzig Prozent aus Wasser. Ohne Luft ist überhaupt kein Leben möglich, aber auch ohne Feuer können wir nicht leben. Das Element Feuer sorgt dafür, daß die chemischen Prozesse in unserem Körper ablaufen und wir unsere Körpertemperatur aufrechterhalten können. Auch ohne Wärme und Liebe ist Leben nicht möglich.

LUFT

Über die lebenswichtige Bedeutung der Luft haben wir bereits im Zusammenhang mit der Atmung (Seite 79) gesprochen. Der Mensch kann nur wenige Minuten ohne Luft leben. Nimmt man uns die Luft zum Atmen, dann sterben wir – auch im übertragenen Sinne, denn es ist die Luft, die uns mit der kosmischen Energie verbindet.

Über die Atemluft nehmen wir die Düfte der essentiellen Öle in uns auf, und über den Atem können sie ihre heilsame und harmonisierende Wirkung entfalten.

WASSER

Wie wichtig ist Wasser für uns? Können wir uns noch vorstellen, ohne fließendes Wasser zu leben? Wären wir noch bereit, ein paar Stunden täglich unterwegs zu sein, um Wasser von einem Brunnen zu holen? Die Menschen in den ärmeren Teilen der Welt haben ganz sicher eine wesentlich bessere Vorstellung davon, wie wichtig Wasser für uns Menschen ist. Unser Körper besteht zu etwa sechzig Prozent aus Wasser. Wasser ist daher auch ein äußerst wichtiges Mittel zur Gesunderhaltung unseres Körpers. Wir benötigen Wasser zur Reinigung unseres Körpers – nicht nur zur Reinigung der Haut, sondern auch zur inneren Reinigung.

Über den Urin entledigen wir uns wichtiger Ausscheidungsprodukte. Es ist lebensnotwendig, daß unsere Nieren gut arbeiten und unsere Körperflüssigkeiten filtern. Meistens trinken wir zu wenig mit der Folge, daß unsere Nieren stärker beansprucht werden.

Eine der wichtigsten Eigenschaften des Wassers ist seine Fähigkeit, Verunreinigungen im Verdauungstrakt aufzulösen und ihn so zu reinigen. Wenn wir genügend Wasser trinken, kann es die Abfallstoffe ausschwemmen, die wir nicht ausatmen können. Diese Abfallstoffe haben meist eine klebrige Konsistenz und lagern sich daher an den Darmwänden oder unter der Haut an. Wenn sie dort längere Zeit bleiben, werden wir langsam innerlich verunreinigt und schließlich krank. Das können wir verhindern, indem wir regelmäßig Wasser trinken. Trinken Sie ein Glas Wasser auf nüchternen Magen, eins zwischen den Mahlzeiten und wieder eines, bevor Sie schlafen gehen. Wenn die Flüssigkeitszufuhr ausreicht, können die Nieren

Abfallprodukte besser ausfiltern, ohne selbst zu verschmutzen.

Wasser kann auch bei Schmerzen oder Erschöpfung lindernd wirken. Es löst nämlich nicht nur Abfallstoffe auf, sondern auch negative Energien. Wenn Sie Probleme haben, sich zu erden, oder wenn Sie nach einem anstrengenden Tag, der viele negative Einflüsse mit sich brachte, erschöpft sind, gehen Sie am besten unter die Dusche. Die ganze Negativität und alle Spannungen werden mit dem Wasser durch den Abfluß verschwinden. Wenn Sie nachts nicht schlafen können und vor sich hingrübeln, können Sie Ihre Füße und die Unterschenkel mit fließendem Wasser abspülen. Sie werden sehen, daß Sie danach schnell einschlafen können. Es gibt eine Vielzahl solcher Beispiele für die heilsame Wirkung des Wassers. Denken Sie beispielsweise an Heilbäder, heilkräftige Quellen, an kalte oder heiße Wasserumschläge, an die Sauna oder auch an die wohltuende Wirkung des Schwimmens bei Muskelerkrankungen oder Rückenproblemen.

HYDROLATE

»Was ist das denn schon wieder?« werden Sie fragen...

Die wichtigste Methode zur Gewinnung essentieller Öle ist die Dampfdestillation. Dabei werden die Ausgangsmaterialien in kochendes Quellwasser gegeben. Nach einer Weile treiben die essentiellen Öle an der Oberfläche, denn Öl ist stets leichter als Wasser. In einem besonderen Verfahren werden diese Öle dann vom Wasser geschieden. Man erhält auf diese Weise zwei Produkte: das essentielle Öl und »parfümiertes Wasser« oder Hydrolate. Ich meine, daß wir den Wert des »parfümierten Wassers« nicht unterschätzen dürfen, da sich die löslichen Teile des essentiellen Öls darin befinden. Der Gebrauch der Hydrolate stellt eine gute Ergänzung zur Anwendung von essentiellen Ölen dar. Was dem einen fehlt, hat das andere.

Es gibt daher auch viele Verwendungsmöglichkeiten für Hydrolate. Man kann sie beispielsweise einnehmen; dabei werden 30 ml Hydrolate mit drei Tropfen essentiellem Öl versetzt. Oder man kann sich damit waschen, besonders bei Hautproblemen wie Ekzemen oder wunder Haut bei Kleinkindern. Sie können Hydrolate auch dem Badewasser hinzufügen, um es weicher zu machen. Sie wirken auch, wenn Sie sie in kleinen Mengen einem Kräutertee beimengen.

Ich gebrauche Hydrolate auch gern in Verbindung mit Bach-Blüten-Essenzen. Dabei nehme ich 10 Tropfen Hydrolate (für Kinder die Hälfte) in 30 ml Quellwasser; in dieser Form haben die Hydrolate eine starke Wirkung auf die menschliche Psyche, auf die Seele und die rhythmischen Vorgänge in unserem Leben. Sie wirken vornehmlich auf den Kreislauf, das Lymphsystem und die Atmung. Sie stellen also eine vorzügliche Ergänzung zur Bach-Blüten-Therapie dar.

Hydrolate wirken, ähnlich wie die essentiellen Öle, antiseptisch, antibakteriell, virustötend, antimykotisch, reinigend, und sie trocknen die Haut nicht aus. Sie können auch negative Energien absorbieren, die Atmung verbessern oder auf Lymphsystem und Blutkreislauf einwirken. Die spezifischen Eigenschaften der Hydrolate sind vergleichbar mit denen der entsprechenden essentiellen Öle; sie wirken jedoch subtiler und weniger stark.

ERDE

Krankheit entsteht, wenn man sozusagen an sich selbst vorbeilebt. Dadurch tritt eine innere Verunreinigung auf, die der Körper schließlich nicht mehr bewältigen kann. Was ist dann wohl logischer, als sich dem Element zuzuwenden, aus dem wir kommen – der Erde.

Von verwundeten Tieren weiß man, daß sie sich auf der Erde wälzen, um Linderung zu finden. Auch wir sollten mehr Gebrauch von den wohltätigen Eigenschaften der Erde machen, etwa in Form von Lehm oder heilkräftiger Tonerde.

HEILERDE

Natürliche Heilmittel haben den Vorteil, daß sie selektiv arbeiten. Tonerde hat antiseptische Eigenschaften; sie tötet schädliche Bakterien ab und läßt nützliche am Leben. Chemikalien dagegen töten alle Bakterien, wodurch uns die heilsame Wirkung der nützlichen verlorengeht. Das verzögert den Heilungsprozeß.

Tonerde kann erstaunlich viel absorbieren. Ein kleines Stück Tonerde im Zimmer kann zum Beispiel unangenehme Gerüche anziehen und beseitigen. Wenn man Tonerde als Puder anwendet, kann sie übermäßige Transpiration aufsaugen und als nützlichen Nebeneffekt unangenehmen Körpergeruch verhindern.

Tonerde kann radioaktiv sein. Aber keine Angst; in diesem Fall ist das nützlich. Tonerde wirkt nämlich selektiv radioaktiv, das heißt, sie absorbiert übermäßige Radioaktivität und gibt Radioaktivität ab, wo zu wenig vorhanden ist. Das erklärt die gute Wirkung von Tonerde bei Krebspatienten. Auch andere ernsthafte Krankheiten können durch die Anwendung von Tonerde gelindert werden sowohl innerlich als auch äußerlich in Form von Packungen oder Umschlägen.

Wir können Tonerde sehr gut einnehmen. Sie wirkt regulierend und reinigend auf den Magen-Darm-Kanal und gleichzeitig auch blutreinigend. Sie ist ein vorzügliches Heilmittel bei inneren Entzündungen, sie erhöht die Widerstandskraft und vernichtet schädliche Bakterien. Zusammen mit Zitronenöl stellt sie ein gutes Tonikum zur Stärkung der Blutgefäße und der inneren Organe dar.

• Nehmen Sie einen Teelöffel Tonerde auf nüchternen Magen ein. Das können Sie zwei- bis dreimal täglich wiederholen. Bei schweren inneren Entzündungen rate ich zu folgendem Vorgehen: Geben Sie am Abend vor dem Schlafengehen einen Eßlöffel Tonerde in ein Glas Wasser, und trinken Sie das Wasser am folgenden Morgen auf nüchternen Magen. Machen Sie das zunächst drei Wochen lang, und pausieren Sie dann eine Woche. Dann folgt wieder eine Woche, in der Sie die Tonerde einnehmen, und so weiter, bis Ihre Beschwerden verschwunden sind. Äußerlich kann Tonerde in Form von Packungen, Umschlägen, im Badewasser, als Puder oder als Maske Anwendung finden, um die Haut zu verbessern.

• Eine Packung stellen Sie her, indem Sie aus einem Eßlöffel Tonerde und etwas Wasser einen salbenartigen Brei mischen, den Sie dann auf die erkrankte Stelle auftragen und dort mindestens eine halbe Stunde lang einwirken lassen. Einen kalten oder warmen Umschlag machen Sie mit einem etwas dünneren Brei aus Tonerde und warmem oder kaltem Wasser. Geben Sie den Brei auf ein Baumwolltuch und wickeln Sie dieses um den betroffenen Körperteil.
Bei schweren Entzündungen sollten Sie die Packung oder den Umschlag stündlich erneuern. Die Tonerde müssen Sie nach Gebrauch wegwerfen, denn sie ist dann voller Schadstoffe. Packungen oder Umschläge, die äußerlich angebracht werden, um innere Krankheiten zu heilen, müssen einige Stunden oder die ganze Nacht über angewandt werden.

Es gibt viele verschiedene Sorten Ton- oder Heilerde – grüne, rote, weiße und gelbe. Verwenden Sie eine »fette« Sorte, die wenig Sand enthält und nicht zwischen Fingern und Zähnen knirscht. Es ist wichtig, daß die Tonerde an der Sonne getrocknet wurde und aus Gebieten stammt, in denen möglichst wenig Luft- und Bodenverschmutzung herrscht.

Grüne und weiße Tonerden sind am leichtesten erhältlich. Grüne Tonerde ist etwas fetter als weiße und trocknet weniger schnell aus. Ideal wäre natürlich eine Tonerde aus der Gegend, in der Sie leben. Sie ist allerdings nicht immer einfach zu beschaffen. Halten Sie sich daher an die Sorten, die im Handel zu bekommen sind.

MEERSALZ

Meersalz ist ein anderes Produkt unserer Erde. Mit dem Gebrauch von Salz sollte man jedoch stets vorsichtig sein. Während manche Menschen besser überhaupt kein Salz zu sich nehmen sollten, können andere etwas mehr vertragen. Wenn Sie Salz verwenden, sollten Sie Meersalz nehmen, denn Meersalz ist ein »lebendiges Naturprodukt«, das selektiv antiseptisch wirkt und zahlreiche wichtige Mineralstoffe bewahrt. Es ist auch ein vorzügliches Heilmittel, beispielsweise in Nasentropfen. Nehmen Sie dazu 30 ml Quellwasser und fügen Sie einen Teelöffel Meersalz hinzu. Diese Nasentropfen sind sehr wirksam und behindern – im Gegensatz zu allopathischen Nasentropfen – die gesunde Schleimproduktion der Nasenschleimhaut nicht. Wenn Sie unter Entzündungen oder Zahnfleischproblemen leiden, hilft in Wasser gelöstes Meersalz sehr gut. In Lehmpackungen gegen Entzündungen und Geschwüre stellt es eine gute Ergänzung dar.

FEUER

Feuer ist das Element, das uns das Sehen ermöglicht – in jedem Sinne des Wortes. Ohne Feuer gibt es kein Licht, und ohne Licht kann man nicht sehen. Dadurch, daß Sie die Dinge sehen können, sind Sie erst in der Lage, sie aufzunehmen und zu verarbeiten. Daß es gut ist, festzuhalten, was Sie nötig haben, und loslassen, was Sie nicht gebrauchen können, ist eine wichtige Erkenntnis, aber ebenso wertvoll ist der Weg, auf dem man zu dieser Erkenntnis gelangt. Auf diesem Weg ist es wichtig, daß wir über das Element Feuer verfügen können. Feuer verzehrt, aber es kann auch verbinden. Die essentiellen Öle haben im wesentlichen dieselben Eigenschaften. Wenn Sie zuviel davon auf die Haut aufgetragen oder eingenommen haben, fühlt es sich genauso an, als hätten Sie sich verbrannt. Nehmen Sie dagegen die richtige Menge, wirken die Öle verbindend und heilsam. Zu viel Feuer verbrennt – etwas Feuer wärmt. Feuer beziehungsweise Wärme ist auch notwendig, damit unsere Verdauung gut funktioniert. Ohne Wärme können die chemischen Abläufe, die zum Leben notwendig sind, nicht stattfinden. Die Energie des Feuers wird in unserem Körper durch das Herz und den Blutkreislauf symbolisiert.

Ein Aspekt des Feuers ist, wir haben es bereits erwähnt, daß es uns sehen läßt. Nur indem wir sehen und einsehen, können wir lernen und uns entwickeln.

Farben spielen in der Aromatherapie eine sehr wichtige Rolle. Der Geruch eines Krautes oder eines daraus gewonnenen essentiellen Öles verändert sich je nach Farbe der Haut oder der Kleidung. Die Haut vibriert in einer ganz bestimmten Frequenz, die von den Frequenzen der Umgebung abhängig ist und Einfluß auf die Wirkung der essentiellen Öle hat.

Ein gutes Beispiel für die Anwendung des Elementes Feuer im Zusammenhang mit essentiellen Ölen sind Duftkerzen. Dies sind Kerzen, in denen essentielle Öle verarbeitet sind. Sie werden aus unterschiedlichen Materialien (etwa Bienenwachs oder Stearin) gemacht und sind in den verschiedensten Farben und Gerüchen erhältlich. Mit diesen Kerzen kann man Räume reinigen, man kann sie für rituelle Handlungen verwenden und als Symbole für das heilige Feuer sehen. Überhaupt haben Kerzen eine große symbolische Kraft und sind unverzichtbar, um eine friedliche, meditative Atmosphäre zu schaffen.

Sie können für jeden Tag der Woche eine Kerze mit einem besonderen Geruch und in der dazu passenden Farbe herstellen, um dem Tag ein ganz besonderes Gesicht zu geben. Dabei können Sie sich an den folgenden Beispielen orientieren.

Sonntag: Dieser Tag ist der Sonnenkraft gewidmet. Die Kerze für den Sonntag sollte weiß sein. Verwenden Sie essentielle Öle, die viel Sonnenenergie in sich tragen, beispielsweise Rosmarin, Zitrone oder Myrrhe. Folgender Spruch paßt zu diesem Tag: Bringe Licht, und augenblicklich verschwindet das Übel. Ordne deinen Charakter deinem wahren Wesen unter, das strahlend, glänzend und vollkommen rein ist und wecke es in jedem, dem du begegnest. (Vivekananda)

Montag: Der Montag ist der Kraft des Mondes geweiht; seine Farbe ist Orange. Verwenden Sie Mondöle wie Kamille, Mandarine oder Niaouli. Der Spruch für diesen Tag lautet: Die Außenwelt ist ein genaues Abbild deiner Innenwelt. Der vollkommene Körper ist das getreue Ebenbild des vollkommenen Zieles. (Maharshi)

Dienstag: Der Dienstag hat die Kraft des Mars. Seine Farbe ist Rot; die passenden Öle sind Lemongrass und Eisenkraut. Die Tagesweisheit: Dein eigener Wille ist das einzige, das deine Gebete erhört. (Vivekananda)

Mittwoch: Der Mittwoch trägt die Kraft des Merkur in sich. Seine Farbe ist Gelb, und die dazugehörigen Öle sind Fenchel, Vertivert und Kiefer. Der Tagesspruch lautet: Die

Unabhängigkeit des Denkens ist das Hauptkennzeichen der Freiheit. Ohne diese Unabhängigkeit wirst du stets ein Sklave der Umstände bleiben. (Vivekananda)

Donnerstag: Das ist der Tag des Jupiter; seine Farbe ist Blau. Die entsprechenden Öle sind Zitronenmelisse, Anis, Wacholder und Lavendel. Der Tagesspruch ist: Ein Mensch ist noch kein Weiser, weil er viel redet. Wer ruhig, frei von Erregungen und Ängsten ist, wird weise genannt. (Dhammapada)

Freitag: Dies ist der Tag der Venus. Seine Farbe ist Grün, die passenden Öle sind Rose, Geranium und Ylang-Ylang. Die Weisheit des Tages lautet: Der Mensch soll nicht über die Liebe reden, sondern liebevoll handeln und leben. (Ramakrishna)

Samstag: Der Samstag ist dem Saturn geweiht. Seine Farben sind Violett oder Indigo, und die passenden Öle sind Lorbeer, Eukalyptus und Zypresse. Der Spruch des Tages lautet: Lerne, dich zu konzentrieren, und wende dies auf jede Weise an. Auf diese Weise verlierst du nichts. Wer das Ganze hat, hat auch die Teile. (Vivekananda) Oder: Gerade im Zentrum des Wirbelsturmes herrscht die Stille. (E. Haich)

Sie können das Element Feuer auch auf eine andere Weise einsetzen, um zu reinigen und zu verbinden: in Form von Weihrauch. Im Rauch, in der Glut der Kohle und im Duft des Weihrauchs äußern sich ebenfalls Eigenschaften des Feuers.

DIE VIER MENSCHENTYPEN

Die vier Elemente sind Symbole für die vier Pole des menschlichen Seins. Man kann sie mit den vier verschiedenen Menschentypen vergleichen, die Hippokrates beschrieb. Er ging davon aus, daß sich die Seele des Menschen in seinem Körper manifestiert und innerhalb dieses Körpers vier Formen annimmt. Bei Menschen, die in Harmonie leben, sind die vier Pole im Gleichgewicht. In Extremfällen, wenn einer dieser Pole ein starkes Übergewicht bekommt, haben wir es mit einem der vier Menschentypen zu tun. Hippokrates nahm an, daß bei diesen Typen jeweils einer der vier Körpersäfte (Blut, Lymphe, Galle und Schleim) im Übermaß vorhanden sei. Die vier Säfte bestimmen die körperliche Erscheinungsform der vier Menschentypen:

Der Sanguiniker – zuviel Blut (Element Erde)
Der Phlegmatiker – zuviel Schleim (Element Luft)
Der Choleriker – zuviel Galle (Element Feuer)
Der Melancholiker – zuviel Lymphe (Element Wasser)

Diese Einteilung gilt jedoch lediglich als ein Symbol für die Bezeichnung der verschiedenen Seiten des Menschen.

● Der Sanguiniker – zuviel Blut (Element Erde)
Farbe: Grün
Kennwort: Selbstachtung
Ich-Thema: Ich bin.
Problem: Angst
Aufgaben: Werde rein! Passe dich an! Laß los!
Gebote: Nimm anderen nichts weg! Sei nicht unnachgiebig!

Der Sanguiniker hat Probleme mit seiner Selbstachtung, es mangelt ihm an einer eigenen Überzeugung. Er steht sich dauernd selbst im Weg, und weil er seinen Anforderungen nicht genügt, erschafft er sich eine Scheinwelt. Materielle Güter wie Geld und Besitz sind sehr wichtig für ihn. Er hat Probleme mit seiner Basis, was damit zu tun hat, daß er seiner Umwelt zuviel Widerstand bietet. Tief in seinem Herzen fühlt er sich nicht gut genug, ist ängstlich und fühlt sich im Stich gelassen.

● Der Phlegmatiker – zuviel Schleim (Element Luft)
Farben: Gelb und Orange
Kennwort: Selbstverwirklichung
Ich-Thema: Ich wünsche mir.
Problem: Freude
Aufgaben: Studiere und entwickle dich! Sei offen für neue Möglichkeiten und nimm sie wahr!
Gebote: Töte nicht (nichts in dir selbst und nicht in anderen)! Erlege dir keine Zwänge auf! Jage keinen Illusionen nach!

Der Phlegmatiker sagt gern: »Ich muß erst einmal…« Er gestattet sich selten, etwas Schönes und Angenehmes zu tun. Er hält es für schlecht, Wünsche zu haben. Das Genießen fällt ihm ebenso schwer wie das Fröhlichsein. Er rationalisiert zuviel und kommt nicht an seine Gefühle heran, die er sicher versteckt hat. Von all seinen Einwänden ist er so eingenommen, daß er nichts Neues mehr akzeptieren kann.

● Der Melancholiker – zuviel Lymphe (Element Wasser)
Farben: Blau und Violett
Kennwort: wahre Bescheidenheit
Ich-Thema: Ich muß.
Problem: Trauer
Aufgaben: Werde zufrieden und ruhig! Mache deine Gefühle und Wünsche deutlich und stelle dich den Konsequenzen.
Gebote: Vergiß dich selbst nicht! Wende dich nicht von Freunden ab, habe Geduld und lebe in Liebe!

Der Melancholiker läßt nicht erkennen, was er will, und lebt unter einem (selbstauferlegten) Zwang. Ständig glaubt er, Verantwortung tragen zu müssen, und ist so mit seiner Verantwortlichkeit beschäftigt, daß er stets enttäuscht und einsam ist.

● Der Choleriker – zuviel Galle (Element Feuer)
Farbe: Rot
Kennwort: Selbstvertrauen
Ich-Thema: Ich will.
Problem: Wut
Aufgaben: Übe Disziplin! Halte dich an das, was wirklich von Bedeutung ist, und geh nur dem nach!
Gebote: Verfälsche und verzerre die Dinge nicht! Bemitleide dich nicht selbst und bereichere dich aus eigener Kraft!

Der Choleriker unterdrückt seine Wut ständig. Er kann seine Aggression nicht loswerden, weil er Angst vor eventuellen Folgen hat. Er weiß nicht recht, was er wirklich will, oder ist so mit sich selbst beschäftigt, daß er seinen Weg aus den Augen verliert und daher oft strauchelt.

ESSENTIELLE ÖLE UND DIE ELEMENTE
Es ist möglich, die essentiellen Öle nach verschiedenen Kriterien in vier Gruppen einzuteilen. Eine der gebräuchlichsten Einteilungskriterien ist die Zusammensetzung. Ich habe bereits in einem der vorangegangenen Kapitel erklärt, daß wir die exakte Zusammensetzung der essentiellen Öle nicht kennen; ihre wichtigsten Bestandteile kennen wir jedoch sehr wohl. Man kann die Öle nach ihrem jeweiligen Hauptbestandteil einordnen. Daraus ergibt sich folgende Einteilung:

- *Alkohole und Phenole* sind chemische Verbindungen, die im Körper eine verstärkende Wirkung haben. (Die Namen enden auf -ol, etwa Linalol in Lavendelöl.)
- *Aldehyde* haben eine beruhigende Wirkung. (Die Namen enden auf -al, beispielsweise Citral in Zitronenmelisse.)
- *Ester* haben krampflösende Wirkung. (Ester werden mit Säuren gebildet, zum Beispiel Capryl- oder Monylsäure in Kamille.)
- *Terpene* sind die am häufigsten vorkommenden Verbindungen in essentiellen Ölen. Ihre Wirkung ist der von Hormonen ähnlich. Sie regen den Körper zur Bildung von Hormonen und Verdauungssäften an. (Die Namen enden auf -en, etwa Pinen in Thymian und Zitrone.)

Eine andere Art der Einteilung bezieht sich auf den Teil der Pflanze, aus dem das Öl hergestellt wird.

- Öle aus der *Rinde* oder dem *Holz* der Pflanze sind dem Element Erde zuzuordnen. In diese Gruppe passen auch die Öle, die aus *Harzen* oder *Gräsern* gewonnen werden, zum Beispiel Vetiver, Myrrhe oder Sandelholz.
- Öle, die aus den *Blättern* der Pflanze gemacht sind, gehören zum Element Luft, etwa Eukalyptus, Pfefferminz oder Lorbeer.
- Öle aus *Samen* und *Blüten* gehören zum Element Feuer.
- Öle, die aus *Früchten* hergestellt werden, gehören zum Element Wasser.

Luft – Ich wünsche mir	Feuer – Ich will
Öle aus Blättern	Öle aus Samen und Blüten
Gelb – Orange	Rot
Wasser – Ich muß	Erde – Ich bin
Öle aus Früchten	harzige Öle aus Hölzern oder Gräsern
Blau – Violett	Grün

Wenn Sie jemanden gut behandeln möchten, wählen Sie ein Öl und eine Farbe aus dem seinem Temperament diagonal gegenüberliegenden Feld. Wenn also jemand an einem Übermaß an Feuerkräften leidet, müssen Sie dies durch eine Farbe und einen Geruch des Elementes Wasser ausgleichen. Ein »erdiger« Typ benötigt eher Farben und Gerüche des Elementes Luft, um seine Problematik zu bewältigen.

ÄTHER – DAS FÜNFTE ELEMENT

Während man im Westen von vier Elementen ausgeht, gibt es im Osten noch ein fünftes Element – den Äther. Dieses fünfte Element, das im Sanskrit *Akasha*, das Alldurchdringende, heißt, ist sozusagen die Quintessenz aller Elemente, das »wahre Element«, eine Substanz, von der man annimmt, daß sie das ganze Universum erfüllt und durchdringt und daß sie der Träger allen Lebens ist.

Menschen, die unter dem Einfluß dieses Elements leben, machen sich klar, daß ihr persönlicher Wille nicht von Bedeutung ist, sondern sich vielmehr dem kosmischen Geschehen unterordnen muß und nur ein Teil des Ganzen ist. Die Aufgabe dieser Menschen lautet: Tu das, wovon du weißt, daß es gut ist! Es wird dir gelingen. Die Gebote sind: Sei ehrlich (dir selbst gegenüber und zu deiner Umwelt)! Erkenne das Ganze an! Sieh ein, daß es mehr gibt zwischen Himmel und Erde, als du auf den ersten Blick erkennen kannst!

Äther ist der Grundstoff, der alle Elemente miteinander verbindet, die spirituelle Grundlage aller Teile der materiellen Welt, also das wahre Lebensprinzip. Er manifestiert sich als psychoelektromagnetisches Feld, das jegliche Materie mit Lebenskraft umgibt. Wir bezeichnen dieses Feld als Aura.

Dieser energetische Schleier – die Aura – umschließt uns vollständig und schwingt in verschiedenen Frequenzen, die sich als Klang, Farbe oder Geruch äußern. Das heißt wiederum, daß wir Gerüche, Farben und Klänge einsetzen können, um unser Energiefeld positiv zu beeinflussen.

GERUCH, FARBE UND KLANG

Farben sind Lichtschwingungen von jeweils unterschiedlicher Frequenz. Jede Farbe hat eine ganz individuelle Wirkung auf jeden von uns. Klänge und Töne sind Schallschwingungen mit verschiedenen Frequenzen; auch sie üben ihren ganz individuellen Einfluß aus. Der Lärm eines Düsenjägers wird sicherlich eine ganz andere Wirkung auf Sie haben als ein Walzer von Chopin.

Essentielle Öle haben ebenfalls ihr eigenes Schwingungsfeld. Die Schwingungen der Öle, Farben und Klänge vermischen sich mit den Aura-Vibrationen. So werden Defizite ausgeglichen und Überschüsse neutralisiert. Wenn Sie diese subtile Medizin eine Zeitlang verwendet haben, werden deren Schwingungen zu einem wahren Teil Ihrer selbst; sie integrieren sich in Ihr Wesen. Wenn dies erreicht ist, haben Sie Ihre Krankheit, Ihr Problem oder Ihren negativen Gefühlszustand überwunden.

Die Schwingungen der essentiellen Öle, Blüten-Heilmittel, Farben, Klänge, Steine und so weiter wirken jedoch dermaßen subtil, daß Sie die Wahl haben, sie aufzunehmen und mit Ihrem Selbst zu verbinden oder sie nicht anzunehmen. Die Schwingungsfrequenzen von synthetischen Geruchsstoffen, von allopathischen Heilmitteln und mechanischen Klängen oder Farben sind so grob, daß sie Ihr eigenes Energiefeld überlagern; dagegen können Sie nichts tun. Daher wirken sie eher destruktiv und schaden mehr als sie nützen.

Ein Geruch wird von der Farbe oder dem Klang beeinflußt, in der oder dem er sich manifestiert. So riecht beispielsweise Ylang-Ylang in einer grünen Umgebung etwas anders als in einer roten. Dies zu wissen ist sehr nützlich, wenn Sie Gerüche und Farben gemeinsam in einer Therapie einsetzen. Sie können ein essentielles Öl auf einer anderen Ebene wirken lassen, wenn Sie die Farbe ändern. Ylang-Ylang wirkt unter dem Einfluß von Rot als Aphrodisiakum. Wenn man es hingegen mit Grün kombiniert, wirkt dieses Öl auf das Herz ein.

DIE CHAKRAS

◆

Es gibt bestimmte Felder in der Aura, in denen sich Energie verdichtet und neue Kräfte gesammelt werden, die den Energiestrom aufrechterhalten und es ihm ermöglichen, weiter seine Wirkung zu tun. Diese Energiefelder werden *Chakras* genannt. Es gibt sieben große Chakras, welche die wichtigsten Körperregionen versorgen. Sie stehen auch symbolisch für sieben Entwicklungsstufen des Menschen. Essentielle Öle wirken durch den Astralkörper auf den physischen Körper des Menschen. Der Astralkörper ist der erste subtile Energiekörper in der Aura, der dem physischen Körper am nächsten liegt. Die Gerüche, Farben und Klänge, die in der Therapie eingesetzt werden, wirken auf die Sinne, die ihre Rezeptoren in der Haut haben. Die Haut ist das Organ, das die Verbindung zwischen unserem subtilen energetischen Körper und unserem materiell-physischen Leib herstellt. Es ist also die Haut, die die Schwingungen von Gerüchen, Farben und Klängen in für den Körper brauchbare Informationen übersetzt.

Die Chakras können als Eingänge dienen, als Tore, die den Weg zu dem Ziel erschließen, das Sie im Auge haben. Ich selbst habe viel mit Chakra-Energien gearbeitet und meine Methoden im Laufe der Jahre noch verbessert. Die Methode, die ich hier beschreiben werde, hat sich als eine der erfolgreichsten erwiesen.

Unser Geruchssinn steht mit dem Basis- oder Wurzelchakra in Verbindung, dessen Funktion darin besteht, uns mit unseren Wurzeln und unserem eigentlichen Selbst zu verbinden – uns in Kontakt mit der Erde zu bringen. Aus diesem Kontakt heraus können wir auch mit Gefühlen wie

Mutlosigkeit oder Verzweiflung besser umgehen. Krebspatienten können oft nicht mehr oder nur noch schlecht riechen. Manche Formen von Krebs entstehen aus Groll, Mutlosigkeit, Verzweiflung und Ärger. Wenn Sie nämlich etwas unterdrücken, bevor Sie es innerlich überwunden haben (es also selbst aufgelöst haben), entwickelt es ein Eigenleben. Daraus erklärt sich die Eigenschaft von Krebsgeschwüren, alles zu überwuchern. Langsam durchtrennt der Krebs die Verbindung mit den eigentlichen Wurzeln, unserem eigentlichen Ich, was dazu führt, daß sich das Wurzelchakra immer schlechter selbst mit Energie versorgen kann.

Gerüche konfrontieren Sie mit sich selbst. Wenn Ihnen bestimmte Pflanzengerüche zuwider sind, sollten Sie den Gründen dafür auf jeden Fall nachgehen. Was stört Sie an der Pflanze? Was bewirkt die Pflanze in Ihrem Denken, und was ist die Symbolik hinter dem Geruch, die Sie nicht annehmen können? Wenn Sie versuchen, ehrlich zu sich selbst zu sein, werden Sie es herausfinden. Der Geruch wird Ihnen helfen können, sich selbst zu akzeptieren, wenn Sie es nur zulassen.

● Das *Wurzelchakra* wird dem Planeten Mars, der Farbe Rot und dem Element Erde zugeordnet. Dieses Chakra sogt für Vitalität und Energie und reguliert die Fortpflanzung und den Kreislauf. Die Farbe Rot können Sie in allen aktiven und energiezehrenden Situationen einsetzen. Rot schützt Sie vor negativen Einflüssen und hilft Ihnen, sich zu erden und neue Energien zu sammeln.

Eisenkraut gehört ebenfalls in diesen Bereich; es versorgt den Körper mit Eisen und wirkt erwärmend (Yang).

Zitronengras wirkt blutreinigend, gibt Ruhe und Kraft und ist ein starkes Desinfektionsmittel (Yin).

Basilikum hilft Ihnen, Ihre Aura (und damit sich selbst) und Ihr Imunsystem zu kräftigen und hilft Ihnen, auf positive Weise mit Ihren Aggressionen umgehen zu lernen (Yang).

● Das *Milzchakra* sorgt für Anpassungsfähigkeit; es steht unter dem Einfluß des Mondes und der Farbe Orange. Über dieses Chakra werden die Menstruation und andere natürliche Zyklen im Körper geregelt. Es wirkt Infektionen entgegen und hilft auch bei übermäßigen Sorgen. Orange kann man verwenden, um alle Arten von Schock zu neutralisieren. Schocks, Operationen und schwere Krankheiten verursachen »Löcher« in der Aura, durch die Energie verlorengeht. In Ihrem Unterbewußtsein bleiben die Probleme, die den Schock bewirkt haben, weiterhin aktiv. Die Farbe Orange kann diese Probleme wieder korrigieren.

Das essentielle Öl der Kamille fördert die Genesung bei Infektionskrankheiten, vermindert hohes Fieber, bewirkt ein ruhiges Gemüt und hilft bei Menstruationsbeschwerden (Yin).

Pfefferminze hilft Ihnen, sich zu entlasten und zu reinigen. Dieses Öl können Sie auch verwenden, wenn Sie etwas Verkehrtes gegessen oder getrunken haben (Yang).

Niaouli wirkt auf den Schleimfluß und trägt dazu bei, daß sich der Körper selbst vor Infektionen schützt (Yin).

● Das dritte Chakra, das im *Sonnengeflecht* liegt, wird vom Planeten Merkur und von der Farbe Gelb bestimmt. Es regelt unsere Ängste, das Nervensystem und den Stoffwechsel im Gehirn und in den Eingeweiden.

Die Farbe Gelb läßt Sie Ihre unterbewußten Ängste deutlicher erkennen und verstärkt Ihre intuitive Weisheit. Durch diese Eigenschaften werden viele nervenaufreibende Situationen gelindert.

Essentielles Lavendelöl wirkt beruhigend und flüssigkeitstreibend; es hilft auch sehr gut bei Allergien und

Brandwunden. Lavendel kann Ihnen helfen, mit sich selbst ins reine zu kommen (Yin).

Vertiver Bourbon ist ein essentielles Öl, das aus einer Grasart des mittleren und fernen Ostens gewonnen wird. Dort wird das Gras verwendet, um Matten zu flechten, die in die Türöffnung gehängt werden. Sie werden in regelmäßigen Abständen neu gemacht, und ihr Geruch durchdringt die Häuser und hilft den Bewohnern, die Hitze besser zu ertragen. Vertiver Bourbon beruhigt, hat eine starke Wirkung auf das autonome Nervensystem und ist ein wirksames Desinfektionsmittel (Yang).

Das essentielle Öl des wilden Majoran gibt älteren Menschen mehr Vitalität; es wirkt auch gegen Depressionen und mildert Krämpfe (Yang).

Thymian ist ein essentielles Öl, das stark desinfizierend wirkt. Es hilft Ihnen, sich durchzusetzen und anstrengenden Situationen gewachsen zu sein (Yang).

Kiefernöl ist gut für die Atmung. Es befreit von Negativität und hilft Ihnen, sich selbst treu zu bleiben (Yin).

Fenchelöl reinigt die Magenwände. Es ist ein leichtes Abführmittel und aktiviert den Fluß der Verdauungssäfte (Yang).

• Das *Herzchakra* wird durch den Planeten Venus und die Farbe Grün bestimmt. Es beeinflußt Herz und Blutdruck, hilft Ihnen, im Gleichgewicht zu bleiben, und macht Sie weniger empfindlich gegenüber äußeren Einflüssen. Die Farbe Grün unterstützt Ihre Individualität und läßt Sie Raum für sich selbst finden. Sie hilft Ihnen, richtige Entscheidungen zu treffen und sorgt dafür, daß Sie freier atmen können. Essentielles Geraniumöl beschützt Sie vor Krankheiten und schlechten Einflüssen. Es beschleunigt die Genesung und ist hilfreich bei Frostbeulen (Yin).

Die Rose liefert das essentielle Öl, das uns lehrt, mit dem Leben in dieser Welt umzugehen. Dieses Öl regelt unseren

Hormonhaushalt; es macht uns sanftmütig und sorgt dafür, daß wir die Härten des Lebens bewältigen können (Rosenholz ist Yang, Marokkanische Rose ist Yin).

Petitgrain ist ein essentielles Öl, das aus den Zweigen des Apfelsinenbaums gewonnen wird. Es reguliert den Herzrhythmus und wirkt der Arterienverkalkung entgegen (Yang). Ylang-Ylang hilft, den Wert von Freundschaften richtig zu beurteilen. Es verstärkt unsere Liebesfähigkeit und beruhigt unser Nervensystem (Yin).

● Das *Kehlchakra* wird durch die Farbe Blau und den Planeten Jupiter bestimmt. Es regelt die Fähigkeit zur Selbstverwirklichung und wirkt auf Unsicherheit und Halskrankheiten positiv ein. Die Farbe Blau hilft bei allen Hals- und Kommunikationsproblemen und unterstützt Ihre Kreativität.
Essentielles Anisöl ist für Menschen, deren Stimme in kritischen Situationen versagt. Es wirkt schleimlösend, hilft gegen Alpträume und entkrampft (Yang). Salbei ist ein Öl gegen Halsschmerzen und Lymphkrankheiten. Es hilft Ihnen aber auch, Ihr Bewußtsein zu erweitern (Yin).

● Das *Stirnchakra* ist durch den Planeten Saturn und die Farbe Indigoblau charakterisiert. Es lehrt Sie den Umgang mit Ihren Beschränkungen, aber auch mit Ihrer Inspiration und Intuition. Es wirkt auf die Nase, die Ohren und die Augen. Die Farbe Indigoblau hilft Ihnen, mit der Weisheit in Kontakt zu kommen, die Sie aus früheren Leben mitgebracht haben (Sie können es auch die universelle Weisheit der Menschheit nennen).
Eukalyptusöl hilft bei Erkältung und Grippe. Es klärt die Gedanken und hilft, Probleme und Schwierigkeiten zu überwinden (Yang).

Lorbeer kann Ihnen helfen, Ihre hellseherischen Fähigkeiten zu steigern. Es ist auch sehr wirksam bei rheumatischen Erkrankungen (Yin).

• Das *Scheitelchakra* wird durch die Sonne und die Farben Weiß oder Violett bestimmt. Es reguliert die Funktion der Hypophyse, beeinflußt Störungen nervöser Art, reinigt und vitalisiert.
Über dieses Chakra stellen Sie den Kontakt zu Ihrem Höheren Selbst (oder Gott) her. Von hier aus erfahren Sie sich als Teil der kosmischen Ganzheit und lernen, mit Einsamkeit umzugehen. Die Farbe Violett bringt Sie in Verbindung mit der universellen Energie und den Kräften des Kosmos. Sie beruhigt und hilft bei allen Problemen, die mit dem Kopf zu tun haben.
Über den Duft von Weihrauch kommen Sie in Verbindung mit Ihrem Höheren Selbst. Weihrauch beschützt Sie gegen äußere Einflüsse und reinigt die Aura ebenso wie verschmutzte Luft. Er wirkt sehr gut bei Asthmaanfällen, die durch nervöse Anspannung und negative Einflüsse hervorgerufen wurden (Yang).
Myrrhe liefert ein essentielles Öl, das den Umgang mit den eigenen Gefühlen erleichtert. Es unterstützt auch die Funktionen von Schleimhaut, Atem- und Harnwegen (Yin).
Rosmarin und Sandelholz sind Öle, die für unser gesamtes Energiefeld eingesetzt werden können – Rosmarin, um zu stimulieren, Sandelholz, um zu beruhigen.

Ganz allgemein wirken die Öle und auch die Farben, die einem Chakra zugeordnet sind, auf den Körperbereich, zu dem sie gehören. Diesen Bereich können Sie verändern, indem Sie die Öle mit einer anderen Farbe in Verbindung bringen. Beispielsweise können Sie den Patienten eine besondere Farbe (in seiner Kleidung) tragen lassen oder ihn mit einer bestimmten Farbe bestrahlen. Sie können ihn auch Wasser trinken lassen, das Sie mit einer bestimmten Farbe aufgeladen haben, indem Sie das Wasser in einem Glas mit einem entsprechenden Farbfilter fünfzehn Minuten lang in die Sonne gestellt haben.

Auch Massageöl können Sie mit der gewünschten Pflanzenfarbe einfärben und dann in den betreffenden Körperteil einmassieren.

Die folgenden Beispiele zeigen, wie Sie durch Streß bedingte Probleme mit Farben und essentiellen Ölen lösen können.

Es ist jedoch recht schwierig, allgemeingültige Beispiele zu finden, weil diese kombinierten Behandlungsmethoden individuell ausgewählt werden müssen. Jeder Mensch hat seine ganz eigenen Probleme, die persönlich betrachtet und behandelt werden müssen. Es gibt viele Gründe dafür, daß Menschen überspannt sind. In Abhängigkeit von der jeweiligen Persönlichkeit manifestiert sich eine Blockade auf verschiedenen Ebenen. Die folgenden Beispiele sind weit davon entfernt, vollständig zu sein, aber sie lassen einige Möglichkeiten erkennen.

• *Schlaflosigkeit* kann ganz verschiedene Ursachen haben. Viele Formen der Schlaflosigkeit haben mit Streß zu tun und damit, daß der Patient zuviel Druck ausgesetzt war. Sein Tag-Nacht-Rhythmus ist gestört. Einschlafstörungen können auch mit der Angst vor dem Loslassen, vor der Hingabe an die Nacht zu tun haben. Dann ist es wichtig, Vertrauen in die eigenen Gefühle zu haben. Führen Sie eine Behandlung mit violettem Licht, Lavendel und Majoran durch. Verdampfen Sie die Öle und versprühen Sie sie des Nachts um das Bett herum.

• *Probleme mit der Sprache* sind meist auf Unsicherheit und Angst, sich nicht ausdrücken zu können, zurückzuführen. Dies bewirkt eine Blockade im Kommunikations-zentrum. Je nervöser Sie sind, desto schwieriger fällt es Ihnen, Ihre Ideen auszudrücken. Das kann zu Stottern oder plötzlichem Sprachverlust führen.

Sie können diesen Problemen mit der Farbe Blau und einer Kombination der Öle Ingwer und Orange vorbeugen oder sie damit behandeln.

● *Streß*: Eine der wichtigsten Formen von Streß wird dadurch verursacht, daß man sich nicht genug Zeit für sich selbst nehmen darf oder kann. Anderes scheint stets wichtiger als man selbst. Der gestreßte Mensch arbeitet ständig, weil irgend etwas immer wichtig ist. So belastet er andauernd sein Energiezentrum, das sich allmählich leert. Nach einiger Zeit kann er nichts mehr geben, ist leer und ausgepumpt, furchtbar nervös und aus dem Gleichgewicht. Er wird von Herzklopfen und Krämpfen in der Brust geplagt.

Für diese Menschen ist es von essentieller Bedeutung, daß sie sich mehr Zeit für sich selbst schaffen – mindestens eine Stunde pro Tag. Danach können Massagen helfen, in denen Sie die Farbe Grün und ein Ölgemisch aus Petitgrain und Nachtkerze (oder Gurkenkraut) einsetzen.

● *Nervöse Magenprobleme*: Patienten mit einer Blockade im Sonnengeflecht sind oft überarbeitet, weil sie es nicht wagen, auf sich selbst zu vertrauen. Sie bekommen Probleme mit ihrem Magen und ihrer Verdauung, auch wenn keine körperliche Anormalität festzustellen ist. Die Verdauung funktioniert schlecht, dem Patienten ist übel, und das Essen liegt ihm wie ein Stein im Magen. Er ist ständig müde, gehetzt (es muß ja noch so viel getan werden) und nervös. Oft sieht man solchen Menschen nicht an, wie krank sie sind, kann es aber beispielsweise während einer Massage spüren. Diese Patienten können Sie mit der Farbe Gelb, mit Vertiver und Fenchel behandeln.

173

• *Depressionen*: Der Depressive hat kein Selbstvertrauen, er ist nicht imstande zu leben (er wagt nicht zu leben). Oft ist dieser Zustand das Resultat einer unverarbeiteten Erfahrung aus der Vergangenheit, die an der Energie zehrt, oder die Depression rührt daher, daß eine neue Lebensphase begonnen hat, und der Patient Mühe hat, neu zu beginnen.

Behandeln Sie eine Depression mit orangefarbenem Licht, mit Muskatsalbei, Bergamotte und Ylang-Ylang.

• *Geistige Erschöpfung*: Diese Form der Erschöpfung tritt oft bei Menschen auf, die ihre Aggressionen nicht auszudrücken wagen und nicht gut mit der Erde verbunden sind, die also nicht in Verbindung mit ihren Wurzeln und ihrem tiefsten Wesenskern stehen. Sie haben oft kalte Hände und Füße, sind völlig erschöpft, können sich schlecht gegen äußere Einflüsse schützen und leiden fast immer unter Blutarmut.

Behandeln Sie diese Probleme mit rotem Licht, Basilikum und Rosmarin.

KINESIOLOGIE FÜR DIE ARBEIT MIT ESSENTIELLEN ÖLEN

In meiner Praxis arbeite ich viel mit dem Hilfsmittel einer auf meine Arbeit zurechtgeschnittenen Kinesiologie. Dies ist eine Methode, bei der Sie mit Hilfe von Muskelreflexen testen können, wie gut Ihre Energien in Geist und Körper fließen. Diese Testmethode ist relativ einfach und kann von jedem durchgeführt werden. Voraussetzung ist, daß Sie diese Tests mit einem vertrauten Menschen machen, zum Beispiel mit einem Freund oder einer Freundin. Sie sollten sich auch Zeit nehmen, Ihre Fragen exakt zu formulieren, und in einer ruhigen Umgebung arbeiten.

● *Der Basistest*: Die Person, die getestet werden soll, hebt ihren Arm angewinkelt vor den Körper. Der Tester übt nun einen leichten Druck auf den Unterarm aus, nachdem er eine Vorwarnung gegeben hat. Er sagt beispielsweise »festhalten« oder »lockerlassen«. Die zu testende Person versucht nun, ihren Arm gerade und immer auf derselben Höhe zu halten.

● *Der Dehydrationstest*: Ziehen Sie an einem kleinen Büschel Haare die Kopfhaut etwas nach oben (natürlich so, daß es nicht schmerzt) und testen Sie gleichzeitig den Arm wie beschrieben. Wenn der Arm gut an derselben Stelle gehalten wird, können Sie zum nächsten Test übergehen.

Wird der Arm jetzt schwach, so zeigt das, daß die getestete Person zu wenig Wasser im Körper hat. Wenn Sie nun einfach weitertesten würden, bekämen Sie falsche Ergebnisse, da der Körper in erster Linie Wasser benötigt. Die getestete Person muß daher zunächst Wasser trinken, wenn der Test ein positives Resultat zeigen soll.

• *Der Test für den Zentralmeridian*: Der Zentralmeridian (Konzeptionsgefäß-Meridian) verläuft in der Mitte des Körpers, vom Schambein bis zur Unterlippe. Er ist wichtig für alle grundlegenden Funktionen. Für die Kinesiologie ist es bedeutsam, daß dieser Meridian gut funktioniert, weil Sie möglicherweise falsche Antworten bekommen, wenn er gestört ist. Sie erhalten dann positive Ergebnisse, wenn etwas eigentlich schwach ist, und negative Testresultate, wenn etwas stark ist. Um dieser Umkehrung der Tatsachen vorzubeugen, testen Sie also zunächst den Zentralmeridian, indem Sie mit der Hand gegen den Energiestrom dieses Meridians streichen, also von oben nach unten, am besten einige Male. Das schwächt den Meridian; der anschließende Test sollte also ein negatives Resultat ergeben. Wenn Sie mit der Hand von unten nach oben den Meridian entlangstreichen, erhalten Sie erneut ein positives Resultat.

Wenn dieser Test ein verzerrtes Bild ergibt, müssen Sie den Zentralmeridian reinigen und dadurch seine Funktion stärken. Dieser Meridian ist äußerst empfindlich gegenüber Medikamenten, Allergien, Sorgen und Problemen. Störungen können Sie vorübergehend beheben, indem Sie einen Tropfen Öl auf Ihre Hand geben und einige Male den Meridian auf und ab streichen. Zum Abschluß müssen Sie auf jeden Fall einige Male nur nach oben streichen. Testen Sie gleich danach, und Sie werden sehen, daß Sie nun ein positives Resultat erhalten.

• *Der Polaritätstest*: Das Energiefeld, das uns umgibt, enthält Bahnen oder Schichten, die abwechselnd eine positive und eine negative Polarität aufweisen. Diese Polarität ist wichtig für die Funktion der Nervenbahnen und daher für unsere gesamte Gesundheit. Unter dem Einfluß von Streß oder bestimmten Krankheiten verändern sich die Polaritäten in unserem elektromagnetischen Energiefeld. Das schadet unserer Gesundheit und muß daher wieder korrigiert werden.

Um die Polarität zu testen, legen Sie beide Hände der Testperson gegeneinander, so daß die Finger sich berühren; der Daumen den Daumen, der Zeigefinger den anderen Zeigefinger, der Mittelfinger den anderen Mittelfinger, der Ringfinger den Ringfinger und der kleine Finger den anderen kleinen Finger. Stellen Sie ein Bein der Testperson auf und üben Sie einen leichten Druck auf das Knie aus. Wenn dieser Test auf beiden Seiten positiv ausfällt, können Sie ruhig zum nächsten Abschnitt weitergehen. Wenn der Test jedoch auf einer Seite oder auf beiden Seiten ein negatives, schwaches Resultat ergibt, müssen Sie dieses Problem zuerst lösen. Bitten Sie die getestete Person, die Hände auf die Brust zu legen, ohne daß sich die Finger berühren. Sie legen nun eine Hand auf die Stirn ihres »Patienten«, die andere auf seinen Nabel. Halten Sie diese Position mindestens fünf Atemzüge lang.

Testen Sie danach nochmals. Erhalten Sie nun auf beiden Seiten ein positives Resultat, können Sie fortfahren.

● *Der Ionisationstest*: Durch die Nase nehmen wir negativ geladene Ionen und damit Lebenskraft, Prana, auf. Wenn diese Funktion gestört ist, sind wir häufig lustlos und erschöpft.

Um zu testen, ob dieser Mechanismus gut funktioniert, atmet die Testperson durch ein Nasenloch ein (das andere muß also zugehalten werden) und dann durch das andere wieder aus. Testen Sie direkt danach. Wiederholen Sie den Test, doch lassen Sie die Testperson nun durch das Nasenloch einatmen, durch das sie vorher ausgeatmet hat, und durch das andere aus. Erhalten Sie auf einer oder beiden

Seiten ein negatives Ergebnis, so müssen Sie die gesunde Funktion zunächst wieder herstellen.

Verdampfen Sie einige Tropfen Kiefernöl in einer Duftlampe oder einem Verdunster und atmen Sie durch ein Nasenloch ein und durch das andere wieder aus. Atmen Sie einige Male hintereinander durch dasselbe Nasenloch ein und durch das andere wieder aus. Wechseln Sie nach drei aufeinanderfolgenden Atemzügen die Seite und testen Sie dann wieder; Sie sollten jetzt ein positives, also starkes Ergebnis erhalten.

• *Der Auratest*: Die Funktion der Aura können Sie testen, indem Sie Fragen stellen und danach testen. Die Fragen müssen eindeutig formuliert sein und sollten stets den Namen der zu testenden Person enthalten.

Testen Sie mit den folgenden Fragen. Wenn Sie eine schwache Antwort erhalten, können Sie in den meisten Fällen ein Öl finden, welches das Problem auflöst. Vorschläge finden Sie im Anschluß an die Fragen. Es kann auch sein, daß Sie eine andere Maßnahme ergreifen oder ein anderes Öl verwenden müssen. Beides können Sie ausprobieren oder zunächst mit der Frage, ob das gut sei, testen.

Ist ... hundertprozentig geerdet?
Wenn nicht, können Sie das Problem oft durch einen Tropfen Rosmarin auf die Füße lösen.

Funktioniert die Aura von ... hundertprozentig?
Wenn dies nicht der Fall ist, können Sie das Problem oft beheben, indem Sie einen Tropfen Mandarine oder Sandelholz auf Ihre Handfläche geben und den Körper der Testperson abstreichen. Testen Sie dann noch einmal.

Ist die Aura von ... vollständig geschlossen?
Wenn die Aura nicht geschlossen ist, ist der Mensch
weniger widerstandsfähig gegenüber Problemen von
außen. Wenn die Aura die Informationen aus der Außenwelt nicht richtig verarbeiten kann, hat der Körper viel
mehr zu tun, was meistens zu Gesundheitsproblemen
führt.
Sie können die Aura mit Hilfe von Weihrauch, Zitrone
oder beiden Ölen schließen. Oft ist es auch wohltuend, ein
kleines Fläschchen Öl bei sich zu tragen.

• *Der Elementetest*: In welchem Verhältnis die vier Ele-
mente zueinander stehen, ist manchmal schwer zu sagen.
Mit den Muskeltests können Sie jedoch ganz gut bestim-
men, wie es bei Ihnen aussieht. Testen Sie sich, während Sie
sagen:
Ich bin (Erde)
Ich wünsche mir (Luft)
Ich muß (Wasser)
Ich will (Feuer)
Ein schwaches Testergebnis zeigt an, daß Sie mit dem
zugehörigen Element Probleme haben. Sie können diese
Probleme mit einem ätherischen Öl auflösen, aber Sie soll-
ten auch Ihren Lebensstil verändern und versuchen, Ihre
Schwachstellen so weit wie möglich auszugleichen, indem
Sie sich anders verhalten, als Sie es sonst tun.
Suchen Sie sich ein passendes Öl mit Hilfe des Schemas
auf Seite 162. Wenn Sie ein schwaches Element verstärken
müssen, dann wählen Sie das zugehörige Öl aus demselben
Feld. Meistens müssen Sie jedoch das problematische Element abschwächen, indem Sie das gegenüberliegende Element verstärken.

• *Der Augentest*: Sie können die Funktion der Augen
testen, indem Sie die Testperson geradeaus blicken lassen,

179

während Sie ihr ein Auge zuhalten. Testen Sie, während Ihr »Patient« geradeaus, ganz nach oben, ganz nach unten, ganz nach rechts und ganz nach links blickt (ohne den Kopf zu drehen). Bitten Sie ihn eventuell auch, sich einmal auf einen nahen und einmal auf einen weiter entfernten Gegenstand zu konzentrieren.

Wenn einer dieser Tests ein schwaches Ergebnis hat, suchen Sie ein Öl, das zu einem positiven Testergebnis führt. Fragen Sie beispielsweise:»Ist es gut, die folgenden Punkte mit Kamille zu behandeln, um dieses Augenproblem zu lösen?« Ist die Antwort positiv, massieren Sie die Punkte mit dem gewählten Öl.

• *Der Ohrentest*: Testen Sie ein Ohr nach dem anderen, indem Sie ein Ohr zuhalten und eventuell etwas Druck darauf geben.

Wenn einer der Tests ein schwaches Ergebnis liefert, ist es sinnvoll, die Ohren kräftig mit Majoran, Gewürznelke oder Kamille zu massieren. Testen Sie jedoch erst, welches Öl Sie brauchen; es kann auch sein, daß ein anderes Öl nötig ist.

Ziehen Sie nun beide Ohren nach allen Seiten hin, so daß sie gut durchblutet werden. Das muß sich aber angenehm anfühlen und sollte keinesfalls weh tun. Testen Sie dann noch einmal.

• *Verschiedene Organe testen*: Sie können die Funktionen aller Organe testen, indem Sie die entsprechenden Reflexpunkte (siehe Illustrationen Seite 182 f.) drücken, während Sie mit der anderen Hand testen. Wahrscheinlich werden Sie auf diese Weise einige Punkte finden, die ein schwaches Testergebnis zeigen. Testen Sie dann alle Punkte noch einmal, indem Sie sie zunächst nur berühren und dann einige Male rhythmisch beklopfen. Nach dem Klopfen zeigt sich bei den meisten Punkten ein positives Testergebnis. Die Punkte, die schwach bleiben, weisen auf ein Problem hin. Das Organ, das mit einem schwachen Reflexpunkt korrespondiert, muß behandelt werden.

Suchen Sie also ein Öl, das zu dem Problem paßt, und fragen Sie dann, was Sie damit tun sollen: einnehmen, dem Badewasser hinzufügen, es als Massageöl verwenden oder die Reflexpunkte mit dem puren Öl massieren.

Testen Sie den schwachen Punkt erneut, nachdem Sie die Behandlung durchgeführt haben. Wenn Sie das richtige Öl gewählt haben, sollte der ursprünglich schwache Punkt jetzt ein starkes Ergebnis zeigen. Fragen Sie dann, ob die Prozedur wiederholt werden muß, und wenn ja, wie lange.

Fragen Sie auch, ob Sie Ihre Ernährung umstellen müssen. Wenn das der Fall ist, testen Sie, ob es darum geht, daß Sie bestimmte stärkende Nahrungsmittel regelmäßig zu sich nehmen sollten, oder eher darum, gewisse schwächende Nahrungsmittel zu vermeiden. Gehen Sie alle Nahrungsmittel durch und machen Sie eine Liste von dem, was Sie essen und was Sie nicht essen sollten. Testen Sie auch, wie lange diese Maßnahmen durchgeführt werden sollten. Testen Sie nach diesem Zeitraum erneut. Wiederholen Sie die beschriebene Vorgehensweise, bis Sie nur starke Testergebnisse erzielen.

Vergessen Sie nicht, nach jedem Test und der darauf folgenden Korrekturmaßnahme erneut zu testen, ob die Maßnahme erfolgreich war. Damit festigen Sie das Ergebnis und geben Ihrem Körper ein Zeichen, daß der Genesungsprozeß in Gang gekommen ist.

Viel Erfolg!

Und hier eine Illustration aller Testpunkte:

1	Lungen	16	Lymphbahnen
2	Nasenhöhlen	17	Gaumenmandeln
3	Nieren	18	Rachenmandeln
4	Blase	19	Blinddarm
5	Muskeln	20	Milz
6	Knochen	21	Thymus
7	Mundbereich	22	Hypophyse
8	Magen	23	Schilddrüse
9	Pankreas	24	Nebenschilddrüsen
10	Dünndarm	25	Nebennieren
11	Dickdarm	26	Gebärmutter/Prostata
12	Leber	27	Eierstöcke/Hoden
13	Gallenblase	28	Haut
14	Herz	29	Haare und Nägel
15	Blutgefäße	30	Schleimhaut

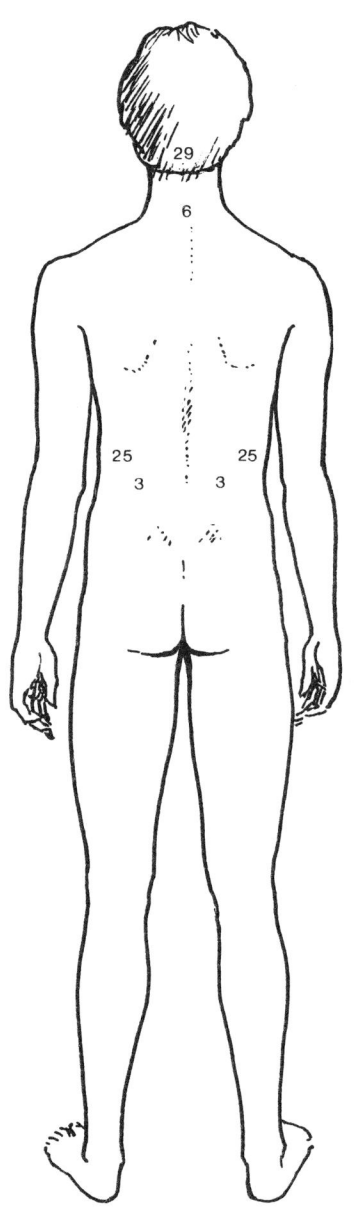

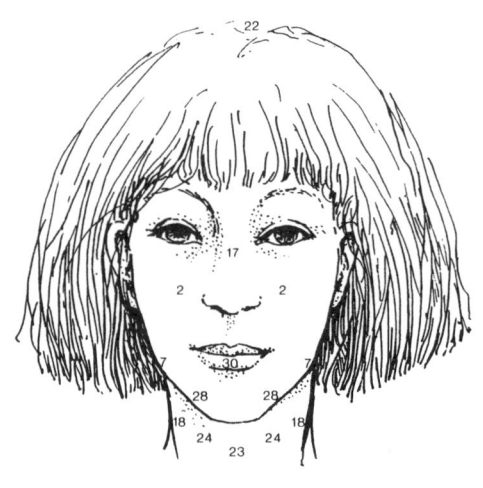

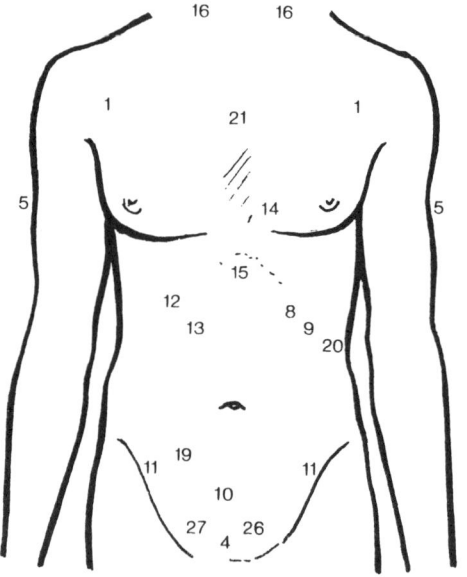

184

ZEHN GOLDENE GESUNDHEITSREGELN

- Genügend frische Luft
  Atmen Sie mehrmals am Tag bewußt und tief durch.
- Genügend Wärme
  Sorgen Sie dafür, daß Sie richtig gekleidet sind – nicht zu
  warm und nicht zu kalt. Achten Sie vor allem darauf, daß
  Sie warme Hände und Füße haben.
- Genügend Wasser
  Trinken Sie zwei Liter pro Tag und duschen oder baden
  Sie regelmäßig.
- Genügend Sonne
  Sorgen Sie für genügend Sonne in Ihrer Umgebung – im
  wörtlichen wie im übertragenen Sinne.
- Genügend Schlaf
  Schlafen Sie so lange und intensiv, daß Sie morgens
  ausgeruht aufwachen.
- Genügend Bewegung
  Bewegen Sie sich mindestens eine halbe Stunde pro Tag
  an der frischen Luft.
- Genügend Entspannung
  Ihre »Zell-Batterien« laden sich nur auf, wenn Sie sich
  auch entspannen können.
- Genügend Ausscheidung
  Achten Sie darauf, daß alle Ihre Ausscheidungsorgane –
  Därme, Nieren, Lungen, Haut – gut funktionieren.
- Genügend Nahrung
  Achten Sie auf genügend gesunde Nahrung.
- Genügend Angenehmes
  Gönnen Sie sich angenehme Gerüche, Farben, Klänge,
  Massagen und positive Gedanken.

NACHWORT

Sie haben nun einiges über den Umgang mit essentiellen Ölen erfahren, sicherlich genug, um Ihr Interesse an der Sache zu wecken. Vergessen Sie jedoch nicht, daß alles, was sich auf dem Papier so schön liest, nur dann einen Sinn hat, wenn Sie es wirklich in Ihren Alltag integrieren können. Mit essentiellen Ölen muß man leben, es genügt nicht, sie nur auszuprobieren. Das gilt auch für alle anderen Heilmittel und Gesundheitsregeln, die in diesem Buch angesprochen wurden. Machen Sie sich diese Dinge zu einer guten Gewohnheit. Dann wird es Ihnen sehr viel leichter fallen, gesund und mit sich und ihrer Umwelt im Gleichgewicht zu leben.

Innere Harmonie ist die Voraussetzung für äußere Harmonie. Lächeln Sie und entspannen Sie sich.

LITERATUR

◆

Davis, Patricia: *Aromatherapie von A bis Z*, Knaur TB, München 1990

Drury, Nevill und Susan: *Handbuch der heilenden Öle, Aromen und Essenzen*, Windpferd, Durach 1989

Fischer-Rizzi, Susanne: *Himmlische Düfte – Aromatherapie*, Hugendubel, München 1990

Gümbel, Dietrich: *Wie neu geboren durch Heilkräuteressenzen*, Gräfe und Unzer, München 1990

Henglein, Martin: *Die heilende Kraft der Wohlgerüche und Essenzen*, Oesch, Zürich 1989

Jackson, Judith: *Aromatherapie*, Kabel, Hamburg 1989

Jünemann, Monika: *Verzaubernde Düfte*, Windpferd, Durach 1989

Jünemann, M./Tisserand, M.: *Zauber und Kraft aus Lavendel*, Windpferd, Durach 1989

Kettenring, Thomas und Maria: *Paradies Aromaküche – Fantasievoll kochen mit feinen Essenzen*, Joy, Isny 1989

Maury, Marguerite: *Die Geheimnisse der Aromatherapie*, Windpferd, Durach 1990

Price, Shirley: *Praktische Aromatherapie*, Urania, Sauerlach 1988

Ryman, Daniele: *Handbuch der Aromatherapie*, Heyne TB, München 1990

Stead, Christine: *Aromatherapie – Heilen mit ätherischen Ölen*, Econ TB, Düsseldorf 1989

Tisserand, Maggie: *Die Geheimnisse wohlriechender Essenzen*, Windpferd, Durach 1989

Tisserand, Robert: *Aromatherapie*, Hermann Bauer, Freiburg 1989

Tisserand, Robert: *Das Aromatherapie-Heilbuch*, Windpferd, Durach 1990

Valnet, Jean: *Aromatherapie*, Heyne TB, München 1986

BEZUGSQUELLEN

Oshadhi
Ayus Lebensqualität
Schoferstraße 9
D-7582 Bühlertal

Primavera
D-8961 Sulzberg

Tautropfen
Poststraße 10
D-8201 Pittenhart

La BALANCE
Bachstraße
D-7970 Leutkirch

Spinnrad Versandhandel GmbH
Am Luftschacht 3 A
D-4650 Gelsenkirchen

Diese Firmen stellen naturreine essentielle Öle her, die in Naturkostläden vertrieben werden. Selbstverständlich gibt es noch eine Vielzahl weiterer Anbieter. Achten Sie jedoch beim Kauf essentieller Öle immer darauf, wirklich naturreine Ware zu bekommen.

Bücher, die verändern helfen

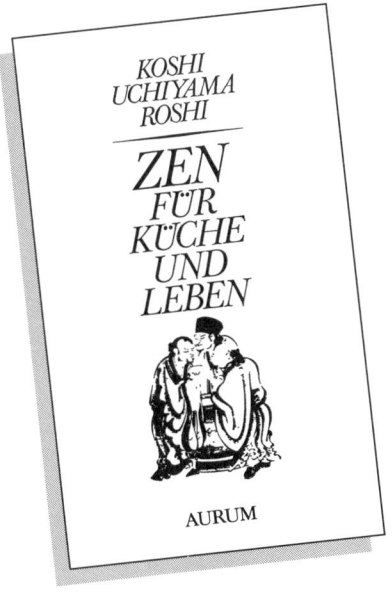

Kosho Uchiyama Roshi

Zen für Küche und Leben

162 Seiten mit 5 Zeichnungen,
kartoniert
ISBN 3-591-08015-2

Dies ist ein „Kochbuch" ganz besonderer Art. Es handelt nicht nur von der Nahrungszubereitung, sondern lehrt uns auch, wie wir unser Leben im Geist des Zen „zubereiten" sollen. Vor mehr als siebenhundert Jahren schrieb Dogen Zenji, der wohl bedeutendste Zen-Meister Japans, sein „Tenzo Kyokun", die Richtlinien für den Küchenchef eines Zen-Klosters. Kosho Uchiyama Roshi interpretiert Dogens Text für moderne Leser. „Ich wünsche, daß ihr daraus Lebenswirklichkeit lernt... Zazen üben heißt nicht, von unserem täglichen Leben getrennt sein. Es heißt, das eigene Leben in jeder Sekunde zu kneten und zu scheuern", schreibt er.

AURUM VERLAG · BRAUNSCHWEIG

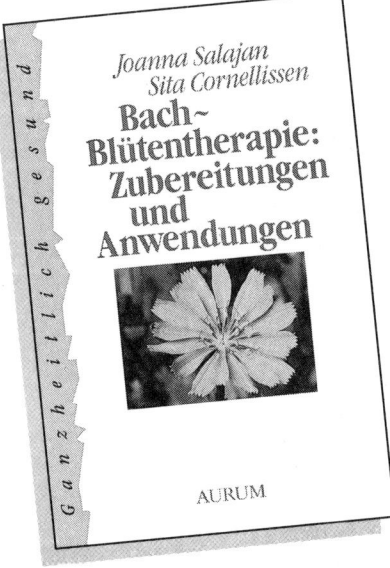

Joanna Salajan
Sita Cornelissen

**Bach-Blütentherapie:
Zubereitungen und An-
wendungen**

104 Seiten, kartoniert
ISBN 3-591-08304-6

Dieses Buch ist aus der praktischen Arbeit mit den Bach-Blüten entstanden. Es informiert in kurzer Form über die Hintergründe dieser Heilmethode, die Diagnosemöglichkeiten, die Zubereitung der Blütenessenzen und ihre zahlreichen Anwendungsmöglichkeiten.

Aus dem Inhalt
Wirkungsprinzip und Herstellungsweise der Blütenessenzen / Wie stellen wir eine Diagnose? / Das Rescue Remedy oder Erste-Hilfe-Heilmittel / Bach-Blüten kennenlernen / Einige häufig auftretende Fragen / Die Chakras und ihre Beziehung zu den Bach-Blüten.

AURUM VERLAG · BRAUNSCHWEIG

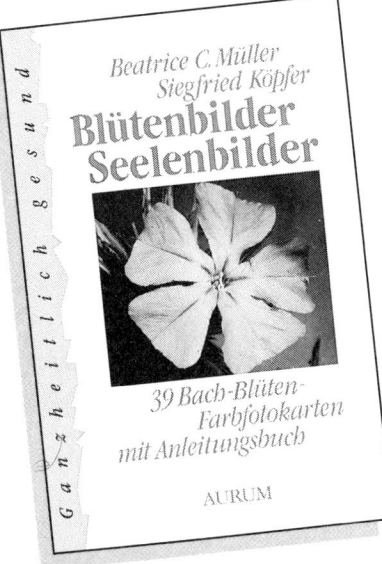

Beatrice C. Müller
Siegfried Köpfer

**Blütenbilder –
Seelenbilder**

39 farbige Bach-Blüten-Foto-
karten mit Anleitungsbuch
ISBN 3-591-08303-8

Die Blütentherapie nach Dr. Edward Bach besteht aus weit
mehr als der Einnahme von Blüten-Essenzen. Es geht vielmehr um die aktive geistig-seelische Auseinandersetzung mit sich
selbst beziehungsweise mit den Prinzipien der Blüten, in denen
sich der einzelne Mensch wiederfinden kann.
In diesem Sinne ist die Bach-Blütentherapie ein Selbsterfahrungs-
und Erkenntnisweg, der allerdings die Bereitschaft zur Auseinandersetzung mit den positiven und negativen Aspekten der eigenen
Persönlichkeit voraussetzt.
Die Blütenkarten sind ideale Begleiter auf diesem Weg. In brillan-
ten Farbaufnahmen zeigen sie jede einzelne Bach-Blüte und erklä-
ren ihr Prinzip – den negativen wie den positiven Aspekt – in
kurzen, leicht verständlichen Texten.
Die Kombination Bild (auf der Vorderseite) und Text (auf der
Rückseite) spricht visuelle und intuitive Menschen ebenso an wie
mehr intellektuell orientierte.

AURUM VERLAG · BRAUNSCHWEIG